Prerna Jangir
Neetu Jindal
Renu Aggarwal

AGENTES DE LIGAÇÃO DA DENTINA

Prerna Jangir
Neetu Jindal
Renu Aggarwal

AGENTES DE LIGAÇÃO DA DENTINA

ScienciaScripts

Publisher:
Sciencia Scripts
is a trademark of
Dodo Books Indian Ocean Ltd. and OmniScriptum S.R.L publishing group

120 High Road, East Finchley, London, N2 9ED, United Kingdom
Str. Armeneasca 28/1, office 1, Chisinau MD-2012, Republic of Moldova, Europe
Printed at: see last page
ISBN: 978-620-7-40094-2

Índice

INTRODUÇÃO

A American Society for Testing and Materials define a adesão como "o estado em que duas superfícies são mantidas juntas por forças interfaciais que podem consistir em forças de valência ou forças de interação ou ambas". A palavra adesão vem do latim adhaerere ("aderir a"). Um adesivo é um material, frequentemente um fluido viscoso, que une dois substratos e solidifica, sendo por isso capaz de transferir uma carga de uma superfície para a outra. A adesão ou força adesiva é a medida da capacidade de suporte de carga de uma junta adesiva.[1]

O objetivo mais importante da utilização de adesivos dentários é a ligação dos materiais de restauração dentária à estrutura do dente. Esta mudança histórica na medicina dentária é atribuída a cientistas hábeis como Michal Buonocore, Rafel Bomen, Nubo Nakabayashi, Fusyama. As primeiras colas dentárias eram comparativamente hidrofóbicas e eram aplicadas diretamente nas camadas de esmalte e dentina, embora a presença destas camadas fosse desconhecida na altura. Os agentes de ligação à dentina desenvolveram um novo campo da medicina dentária, devido à sua propriedade de aderência à estrutura dentária por meios micromecânicos e químicos.[2]

Os agentes de ligação podem criar uma ligação forte entre o compósito e a estrutura do dente para suportar forças mecânicas e stress. O sucesso dos adesivos depende da sua capacidade de aderir ao dente natural de um lado e à restauração de compósito do outro lado. A adesão pode ser conseguida com o esmalte e a dentina, ou com ambos, através de uma ligação micromecânica juntamente com uma ligação química. Por outro lado, a ligação entre a restauração de resina composta e um agente de ligação é conseguida através da co-polimerização da resina adesiva com a matriz de resina dos materiais compostos.[3]

Os adesivos dentários são soluções de monómeros de resina que tornam possível a interação entre a resina e o substrato dentário. Os sistemas adesivos são compostos por monómeros com grupos hidrofílicos e grupos hidrofóbicos. Os primeiros aumentam a molhabilidade dos tecidos duros dentários, enquanto os segundos permitem a interação e a co-polimerização com o material de restauração. A composição química dos adesivos também inclui iniciadores de cura, inibidores ou estabilizadores, solventes e, nalguns casos, cargas inorgânicas.[4]

A dentina é intrinsecamente húmida e menos dura que o esmalte, com baixas forças intermoleculares e superfícies de baixa energia. A dentina é diferente do esmalte, pois possui smear layer, conteúdo orgânico e presença de líquido no interior dos túbulos dentinários. Além disso, a densidade dos túbulos dentinários varia com a profundidade dentinária e, assim como o conteúdo de água da dentina, é menor na dentina superficial e maior na dentina profunda. Na dentina superficial, que contém menos túbulos, a permeação da resina na dentina intertubular será responsável pela maior parte da resistência de união. Na dentina profunda, os túbulos dentinários são em maior número: a permeabilidade intratubular das resinas será responsável por uma maior resistência de união. A dentina é também um substrato que sofre alterações com a idade num processo de envelhecimento fisiológico assimétrico, levando a um aumento da espessura da dentina e a uma diminuição da permeabilidade da dentina. Para além disso, a dentina esclerótica e cariada sofre alterações estruturais que resultam numa maior mineralização e consequente redução da permeabilidade. Ao contrário da dentina, o esmalte pode secar facilmente, pelo que o processo de adesão ao esmalte é diferente do da dentina.[4]

As técnicas de colagem permitem uma preparação dentária mais conservadora. Menos dependência da retenção macro-mecânica e menos eliminação do esmalte não suportado. A disponibilidade de novas informações científicas sobre a etiologia, o diagnóstico e o tratamento de lesões cariosas, bem como a introdução de materiais de restauração adesivos fiáveis, reduziu subsequentemente a necessidade de uma preparação dentária extensa.[5]

A lacuna na interface dente-restauração pode criar problemas, tais como sensibilidade e cáries recorrentes, etc.; subsequentemente, falha da restauração. As invenções contínuas levaram ao desenvolvimento de várias técnicas e modalidades, que ajudam na adesão/colagem. A ligação ou adesão pode ser física, mecânica ou química, pelo que as restaurações são conhecidas como "restaurações coladas" ou "restaurações adesivas". No entanto, os investigadores não conseguiram minimizar a interface entre a restauração e o dente, devido a muitas fraquezas inerentes aos materiais de restauração, como a expansão/contração do endurecimento/polimerização, os diferentes coeficientes de expansão térmica, o módulo de elasticidade, etc.[6]

A adesão à estrutura dentária evita a sensibilidade pós-operatória, as cáries secundárias, a descoloração e a microinfiltração. Devido à natureza dinâmica e hidratada da dentina, a adesão ao esmalte é mais duradoura do que à dentina. A camada híbrida, formada por monómeros de ligação polimerizados que invadem as estruturas da dentina, é a base da adesão à dentina. Entre os componentes da resina-dentina, a camada adesiva tem o módulo de elasticidade mais baixo. Durante a aplicação de tensão no complexo resina-dentina, a camada adesiva apresenta o maior nível de deformação. A concentração de tensão nesta camada mais fraca durante a carga oclusal ou a polimerização do compósito pode causar defeitos, fissuras ou falhas na ligação resindentina.[7]

Esta dissertação bibliográfica aborda os agentes de ligação à dentina, com uma cobertura completa dos sistemas de ligação, na esperança de ajudar os profissionais de medicina dentária a compreender melhor os sistemas de ligação.

HISTÓRIA

Os agentes de ligação à dentina desenvolveram-se ao longo de várias décadas. Os vários acontecimentos históricos que tiveram lugar conduziram ao nosso DBA atual.

1949 - O Dr. Hagger registou a patente para o primeiro adesivo dentário em que apenas a dentina era o substrato inicial para a colagem e não o esmalte.

1951 - Desenvolvimento da molécula de dimetacrilato de ácido glicerofosfórico por Dr. Oscar Hagger. Esta molécula permite a adesão à dentina.

1952 - Utilização de dimetacrilato de ácido glicerofosfórico por Kramer e Mclean (descrição mais antiga da camada híbrida)

1955 - Buonocore introduz o condicionamento dos dentes com ácido fosfórico; foi encontrado que uma resina acrílica se liga bem ao esmalte gravado.

1956 - A Buonocore é pioneira nos trabalhos sobre a adesão à dentina. DBA inicial desenvolvido foi baseado na molécula de dimetacrilato de ácido glicerofosférico e liga-se a superfícies dentinárias condicionadas com ácido clorídrico, mas a força de ligação diminui muito com a imersão em água.

1962 - Bowen introduziu o monómero bis- GMA na medicina dentária.

1970 - Fusayama descreve a natureza da camada de esfregaço.

1982 - Bowen, Cobb, Rapson desenvolvem o sistema adesivo multicamada.

1982 - Nakabayashi relata a presença de uma camada híbrida.

1991 - J.Kanca promove com sucesso a gravação total

1997 - Ferrari et al. estabelecem o mecanismo de adesão de um sistema adesivo de frasco à dentina condicionada.

2000 - Avaliação da capacidade de ligação de sistemas de ligação de sexta geração efectuada por Ferrari et al.

2010 - A Voco America introduziu o Voco i'ulura bond DC como um agente de colagem de geração 8th , que contém cargas de tamanho nano.

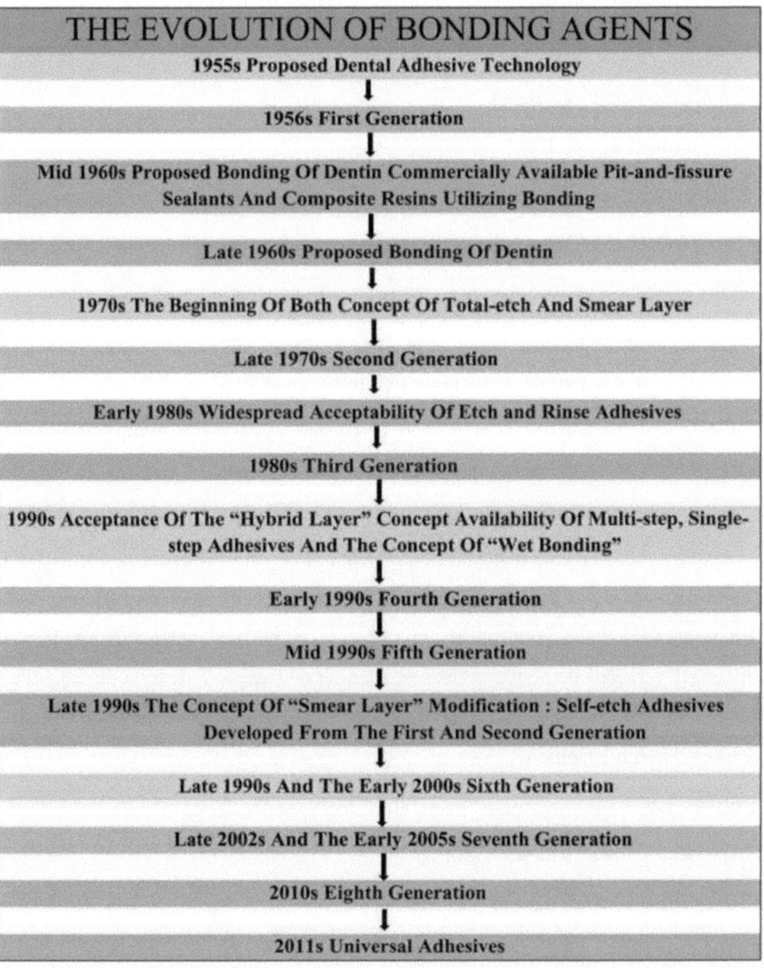

A EVOLUÇÃO DOS AGENTES DE LIGAÇÃO

CLASSIFICAÇÃO DOS AGENTES DE LIGAÇÃO DENTÁRIA

(A) De acordo com as gerações

(B) De acordo com o etchant

(C) Com base na sua ação na camada de esfregaço

(A) DE ACORDO COM AS GERAÇÕES

Por uma questão de conveniência, a evolução dos agentes de ligação à dentina foi classificada em "gerações".

(i) Agentes de colagem de dentina de primeira geração

Inicialmente, foi utilizado um co-monómero de superfície ativa, o N-fenilglicina-glicidil metacrilato (NPG-GMA), que actuou como um primário entre o esmalte/dentina e o material de resina através da quelação com a dentina (**Fig. 1**).

Uma vez que os iões de cálcio da substância dentária são um mediador na formação da ligação, espera-se que os agentes deste tipo formem ligações mais fortes ao esmalte do que à dentina. Os estudos com este sistema não revelaram bons valores de retenção. O Cervident (1ª geração) demonstrou uma resistência de ligação à dentina de 2,8 MPa e nenhuma melhoria na fuga marginal quando comparado com o agente de ligação convencional não preenchido.

DRAWBACKS

- Apresentou maus resultados clínicos

- Fraca resistência de ligação (2-3 MPa)

EXEMPLOS

- Cervident (SS White, Lake wood, NJ)

- Ligação cósmica (Amalgamated Dental Company)

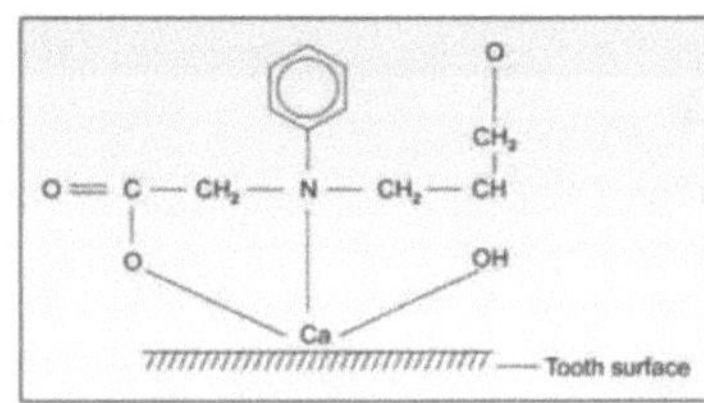

Fig.1: Ligação da porção NPG aos iões Ca++ por quelação

(ii)   Agentes de colagem de dentina de segunda geração

Os agentes de ligação de segunda geração eram ésteres de fósforo/cloro-fósforo de resinas não preenchidas, como o BisGMA ou o HEMA. O mecanismo de ligação envolvia a interação iónica entre o grupo fosfato e o cálcio do dente. O Clearfil (Kuraray, Japão) foi o primeiro agente introduzido nesta série.

É composto por uma solução de álcool etílico contendo amina terciária como ativador. O líquido catalisador era o monómero BisGMA que continha um éster de fenilfosfato, peróxido de benzoílo e metilmetacrilato. A ligação interfacial foi estabelecida através da atração entre as cargas negativas do oxigénio no grupo do fósforo e os iões de cálcio carregados positivamente na superfície da dentina (**Fig.2**).

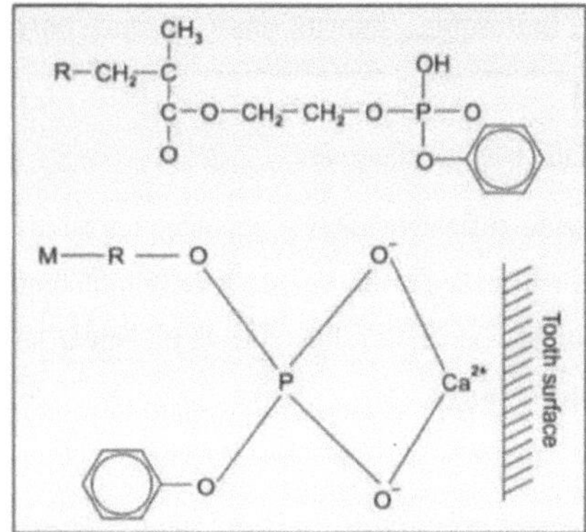

Fig. 2: Mecanismo de ligação em Clearfil (segunda geração)

A ligação escocesa (éster de fósforo do BisGMA) é formada pela reação entre o BisGMA e o cloreto de fósforo-oxilo (POCl3). A ligação ao cálcio do dente é efectuada através do cloro que tem uma carga negativa parcial (**Fig.3**).

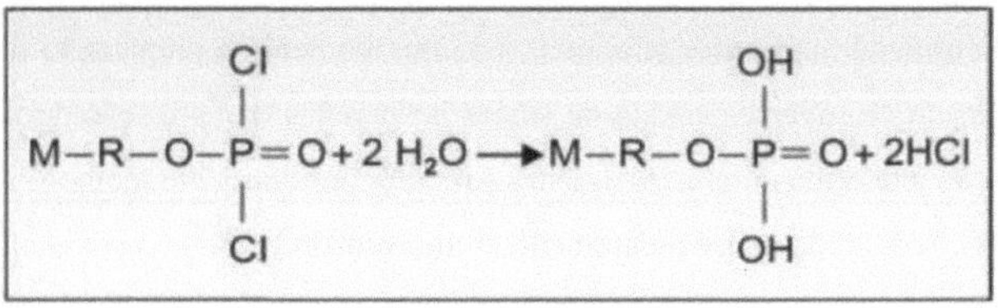

Fig.3: Mecanismo de ligação em Scotch bond (segunda geração)

Outra explicação para o seu modo de ação é que o grupo cloro-fosfato é rapidamente hidrolisado em contacto com a humidade na superfície da dentina, produzindo um grupo reativo e libertando ácido clorídrico. Este ácido desempenha provavelmente um papel na formação de ligações, alterando a estrutura da dentina superficial, incluindo a camada de esfregaço.

A força de ligação foi registada como sendo de 2-7MPa para os agentes de ligação de segunda geração; considerada "fraca" para contrariar a contração da polimerização das resinas compostas. Além disso, foi registada a hidrólise da ligação entre os ésteres de fosfonato e a dentina.

DRAWBACKS

- Falta de uma força de ligação adequada que possa superar as tensões de contração durante a polimerização.

- Sendo de natureza hidrofóbica, não foi possível obter uma adaptação estreita à dentina hidrofílica.

- A biocompatibilidade não era adequada.

- Falta de conhecimento suficiente sobre a presença e a natureza da smear layer. O adesivo ligou-se à smear layer, em vez de à dentina. Como resultado, a ligação conseguida foi limitada por uma falha coesiva na smear layer ou uma rutura na interface smear layer-dentina.

EXEMPLOS

- Sctochbond (3M dental)
- Clearfil Bond (Primário Clearfil SE Bond, Kuraray)
- All bond 2 (Bisco Dental)

(iii) Agentes de colagem de dentina de terceira geração

À medida que a investigação foi avançando, tornou-se evidente que a smear layer tinha uma influência negativa no desempenho dos sistemas adesivos. Para ultrapassar este problema, foi utilizado um passo adicional (condicionamento e preparação da dentina) para modificar ou remover a camada de smear layer antes da aplicação do adesivo. A força de ligação à dentina com estes agentes foi comparativamente melhor (7-15 MPa) e mais durável, reduzindo subsequentemente a microinfiltração.[1]

As três etapas de condicionamento, aplicação de primário e colagem podem ser efectuadas separadamente ou os componentes podem ser combinados de modo a reduzi-las a duas etapas. O condicionador é uma solução ácida que remove a camada de smear layer e é enxaguada após a aplicação. O ácido abre parcialmente os túbulos dentinários e aumenta a sua permeabilidade. O ácido residual deve ser completamente enxaguado antes da aplicação do primário. A solução de primário contém normalmente um promotor de adesão num solvente, como água, etanol ou acetona. Estes são aplicados na superfície e secos, presumivelmente deixando o promotor de adesão na dentina com os seus grupos hidrofóbicos expostos para criar uma superfície favorável para o agente de ligação.[6]

O primeiro sistema da terceira geração, conhecido como sistema de ligação por oxalato (**Fig.4**), utilizou uma solução de oxalato férrico ácido (2,5% de ácido nítrico + oxalato férrico) na superfície do esmalte e da dentina (actua como condicionador). Os iões férricos são adsorvidos na dentina para aumentar o número de iões positivos na superfície. Seguiu-se a aplicação de uma solução de acetona de NTG-GMA (produto da reação de Np toluidina-glicina e dimetacrilato de glicidilo) e depois outra solução de acetona de PMDA (hidreto de piromelicidiano + 2 HEMA). Esta técnica melhorou a ligação da resina. O "Tenure" foi o primeiro sistema comercial de ligação de oxalato, que utilizava ácido fosfórico em conjunto com oxalato de alumínio e ácido nítrico como condicionador. Mais tarde, o oxalato férrico foi substituído pelo oxalato de alumínio, para eliminar o possível risco de descoloração devido aos iões férricos. Outro agente, o Gluma (**Fig. 5**), utiliza EDTA 0,5M para remover a camada de esfregaço.[1]

Fig.5: Sistema de ligação Gluma (terceira geração)

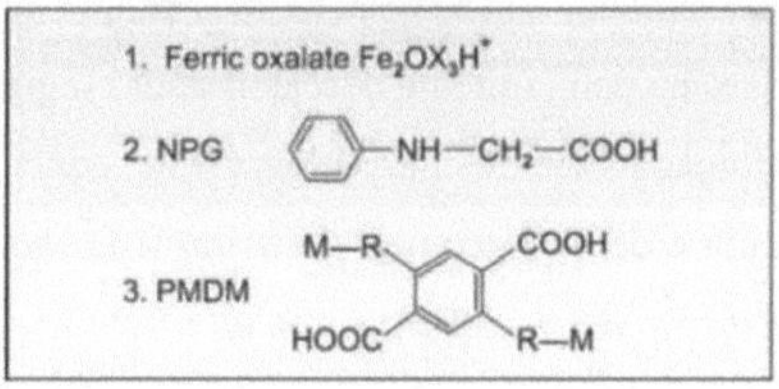

1. Ferric oxalate Fe₂OX₃H*

2. NPG —NH—CH₂—COOH

3. PMDM M—R COOH HOOC R—M

Fig.4: Sistema de ligação de oxalato em três etapas (terceira geração)

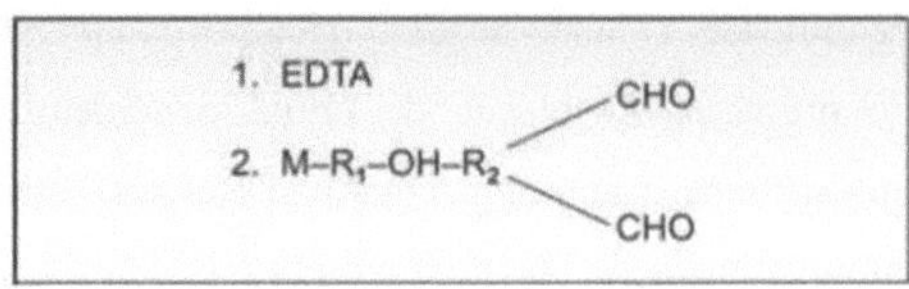

DRAWBACKS

- Estudos clínicos mostraram uma diminuição da retenção com o tempo (a longevidade da ligação não se manteve)

- Técnica sensível

- Demora

- Menor força de ligação

EXEMPLOS

- Posse (Den-Mat)

- Gluma (Bayer/Miles)

- Scotchbond 2 (3M Dental)

- Ligação universal 2 (Dentsply)

(iv) Agentes de colagem de dentina de quarta geração

Para melhorar a adesão à dentina, Nakabayashi (1982) propôs um conceito em que a resina é impregnada na dentina parcialmente descalcificada, seguida de polimerização, criando uma camada reforçada com resina, vulgarmente conhecida como *"camada híbrida"*. A camada híbrida é definida como *"a estrutura formada nos tecidos duros dentários por desmineralização da superfície e subsuperfície seguida de infiltração de monómeros e subsequente polimerização"*. Os tecidos mineralizados da dentina peritubular e intertubular são dissolvidos por ação ácida; a penetração inicial na superfície expõe as fibras de colagénio.

Foi sugerido que a secagem excessiva causa o colapso da malha de colagénio e impede a penetração do primário e da resina aplicados subsequentemente. Uma fina película de água presente na dentina condicionada ajuda a suspender as fibrilas de colagénio e cria espaço para a penetração. O produto anterior, All Bond-2, utiliza um condicionador de ácido fosfórico a 35%, seguido da aplicação de um primário hidrofílico contendo 2,0% de N-TGG- GMA (N-toliglicina-glicidil metacrilato) e 16% de BPDM (bifenil dimetacrilato) em etanol ou acetona. Subsequentemente, é aplicada uma resina não preenchida contendo BisGMA e HEMA. A força de ligação média de 21,4+7,8MPa pode ser alcançada com agentes de ligação de quarta geração.

O Scotchbond Multi-Purpose, outro agente, utiliza ácido maleico a 10% como condicionador e uma solução aquosa de HEMA e copolímeros de polialkenoatos como primário. Alguns clínicos preferem o ácido fosfórico para condicionar o esmalte e o ácido maleico para condicionar a dentina. Também foi defendida a utilização de ácido fosfórico a 35% para condicionar o esmalte e a dentina. A resistência de união alcançada foi de 21,0 MPa com dentina húmida e 18,0 MPa com dentina seca.[1] **(Fig.6)**

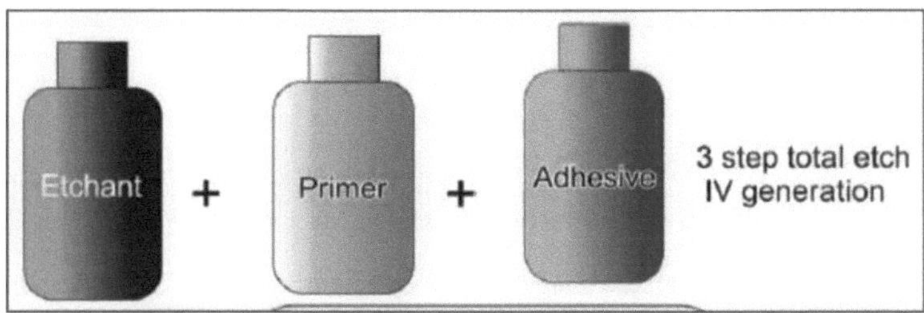

Fig. 6: Agente de ligação à dentina de quarta geração

Mecanismo de ligação

O conceito de hibridação surge com os agentes de ligação de quarta geração. Esta é a zona onde a resina do agente de ligação à dentina se liga micromecanicamente à dentina intertubular e às fibras de colagénio circundantes. É também conhecida como *zona de inter-penetração/inter-difusão resina-dentina (Fig.7).*[2]

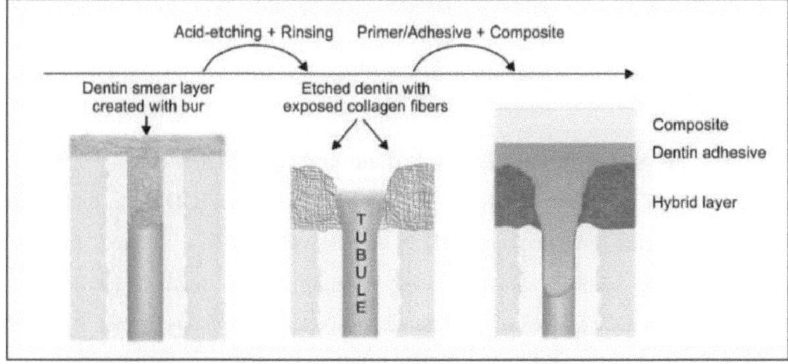

Fig. 7: Mecanismo de ligação em agentes de ligação de quarta geração

VANTAGENS

- Sensibilidade técnica reduzida.

- Resistência de ligação semelhante ao esmalte e à dentina.

- Não há redução da força de ligação quando aplicado em superfícies húmidas ou em condições de humidade elevada.

- Alguns sistemas podem aderir a tecidos mineralizados, bem como a restaurações de metal, amálgama, porcelana e compósito indireto.

EXEMPLOS

- Todos os Bond-2 (Bisco Dental)

- OptiBond B e C (Kerr)

- Scotchbond Multi-Purpose (3MDental)

(v) Agentes de colagem de dentina de quinta geração

Os adesivos de quinta geração também se baseiam no conceito de hibridização, baseando-se na técnica de colagem húmida. Difere do seu antecessor na medida em que utiliza uma resina de um componente, ou seja, após o condicionamento do esmalte e da dentina, as etapas de preparação e colagem são combinadas de modo a que a colagem seja conseguida com uma fórmula de um componente
(Fig.8).1

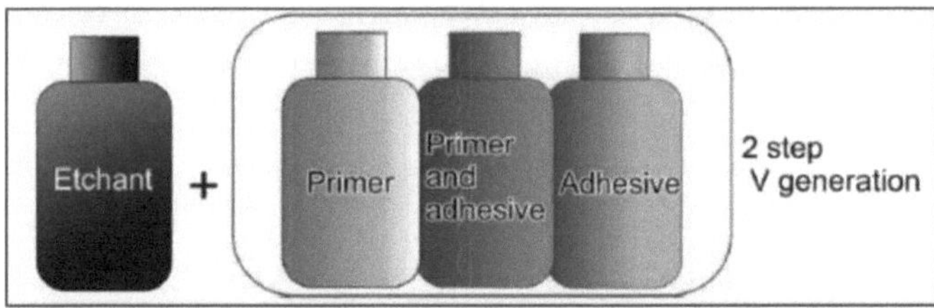

Fig.8: Agentes de ligação de dentina de quinta geração

Prime and Bond NT e Prime and Bond 2.1 contêm PENTA, TEGDMA e uma resina UDMA elastomérica em acetona **(Fig.9 A, B)**. O PENTA é uma molécula multifuncional que ajuda a desmineralizar parcialmente a dentina, facilitando a penetração das resinas. O sistema é altamente sensível mesmo à dessecação ligeira da dentina condicionada com ácido. Estes adesivos não necessitam de condicionamento da dentina, mas requerem condicionamento ácido no esmalte para uma adesão óptima ao esmalte. O OptiBond Solo (Kerr) é outro adesivo de um componente que contém HEMA, GPDM e BisGMA num sistema etanol/água (versão melhorada do optiBond). Também contém cargas, como sílica pirogénica e bário, mas em metade da concentração da encontrada no OptiBond.[6]

O Single Bond (3M) é também um adesivo de um componente que contém HEMA, BisGMA, resina de dimetacrilato e um copolímero funcional de metacrilato único de ácidos poliacrílico e itacónico em base solvente de água e etanol. A força de ligação dos sistemas de quinta geração é quase igual à dos agentes de quarta geração, ou seja, 17-24 MPa. Embora estes sistemas tenham reduzido o número de componentes, não são necessariamente procedimentos mais rápidos ou mais simples. Nenhum destes agentes é verdadeiramente um sistema de um componente, porque quase sempre requerem um pré-tratamento com ácido no esmalte e, por vezes, na dentina. Além disso, estes materiais são sensíveis mesmo a uma pequena secagem e podem exigir várias aplicações do adesivo para assegurar uma penetração óptima da resina.[1]

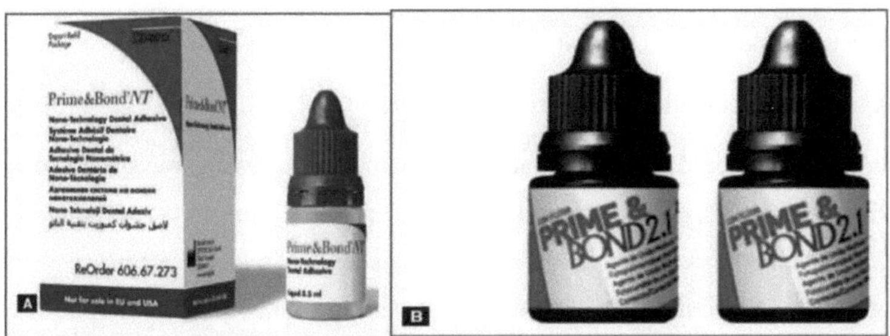

Fig.9: Agentes de colagem de quinta geração: (A) Prime and Bond NT (os passos de preparação e de colagem são combinados); (B) Prime and Bond 2.1

VANTAGENS

- A resistência da ligação é suficiente.

- A sensibilidade pós-operatória é rara.

- Alguns agentes incorporaram fluoreto e componentes elastoméricos para melhorar a integridade marginal.

- Poupa tempo e é simples de utilizar.

- Eliminação da lavagem do gel ácido e, por conseguinte, eliminação do risco de colapso do colagénio.

- A combinação dos passos de gravação e de aplicação de primário diminui o tempo de trabalho.

DESVANTAGENS

- A solução deve ser actualizada continuamente.

- Pode permanecer uma camada de esfregaço residual entre o material adesivo e a dentina.

- Não é essencialmente um sistema de componente único.

- São necessárias várias demãos.

EXEMPLOS

- OptiBond Solo plus (Kerr corporation, Orange California)

- Ligação simples (3M ESPE)

- Prime e Bond NT (Dentsply Caulk, Milford, Delaware)

- Prime and Bond 2.1 (Dentsply De Trey, Konstanz, Alemanha)

(vi) Agentes de colagem de dentina de sexta geração

Para melhorar a força de ligação e facilitar a manipulação, esta geração de adesivos baseou-se na utilização de um primário ácido (pH 2,5-4,5), eliminando a necessidade de ácido fosfórico como condicionador **(Fig.10)**. A manipulação é fácil e é possível obter uma ligação suficiente na dentina; no entanto, a ligação com o esmalte é menos eficaz. Isto pode dever-se ao facto de os sistemas de sexta geração serem compostos por uma solução ácida que não pode ser mantida no local durante muito tempo e tem de ser renovada continuamente. Além disso, o pH destes sistemas não é adequado para condicionar corretamente o esmalte.

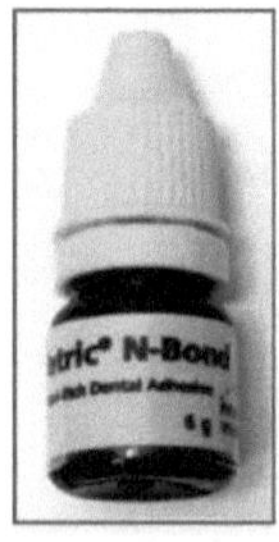

Fig. 10: Agente de ligação de sexta geração (adesivo auto-condicionante)

Mecanismo de ligação

Nestes agentes, assim que o processo de descalcificação começa, inicia-se a infiltração dos espaços vazios pelo agente de ligação à dentina (**Fig.11**).[2]

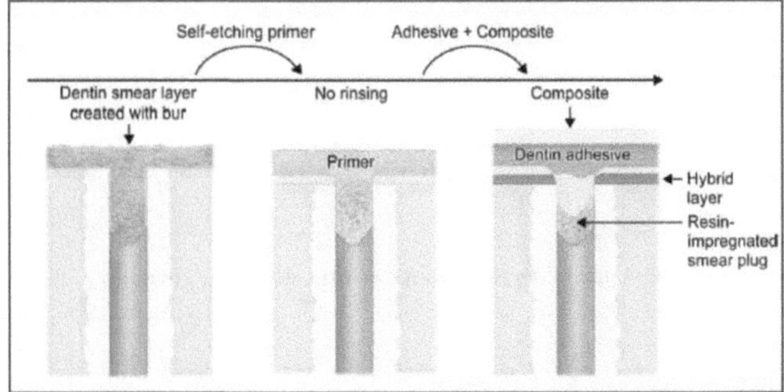

Fig.11: Mecanismo de ligação do agente de ligação à dentina de sexta geração.

A representação esquemática dos componentes do adesivo autocondicionante está representada na (**Fig.12**).

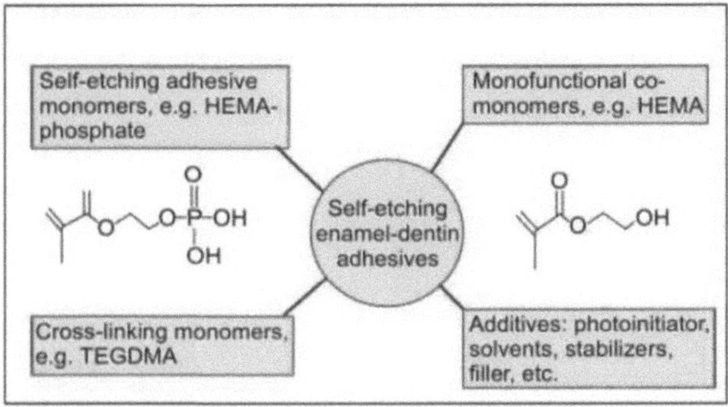

Fig.12: Componentes dos adesivos autocondicionantes

Os agentes de ligação de dentina de sexta geração são ainda de dois tipos: (**Fig.13**)

- Tipo 1 (primário e adesivo autocondicionantes)
- Tipo 2 (adesivo autocondicionante).

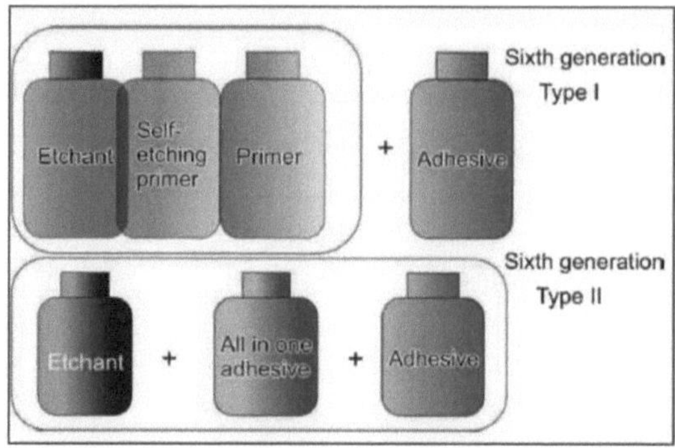

Fig.13: Agente de ligação à dentina de sexta geração

Tipo 1 (Primário e adesivo autoadesivo)

Estes estão disponíveis em produtos de cura ligeira ou de cura dupla. O primário autocondicionante e as colas de resina são aplicados em camadas separadas.

- Dois frascos [Líquido 1 (primário ácido), Líquido 2 (adesivo)]; primário ácido aplicado no dente seguido de adesivo.
- O esmalte não preparado pode necessitar de ser decapado com ácido fosfórico.
- Formulações de fotopolimerização/dupla polimerização
- O solvente é a água.

EXEMPLOS

- Touch and Bond (Parkell)
- Brush and Bond (parkell)
- Prompt L-PoP (3M ESPE) (**Fig.14**)[1]

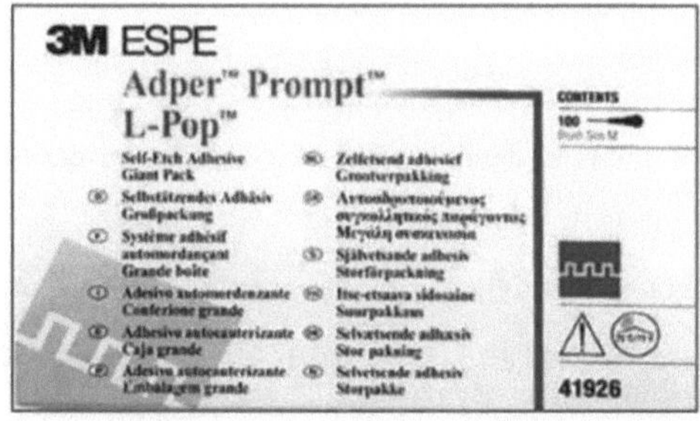

Fig.14: Prompt L-PoP (adesivo de sexta geração)

Tipo 2 (Adesivo autoadesivo)

Estes estão disponíveis apenas no tipo de cura por luz. O primário e o adesivo autocondicionantes são misturados no exterior e aplicados.

- Dois frascos (contendo primário ácido e adesivo); mistura-se uma gota de cada líquido e aplica-se no dente.
- O esmalte não preparado pode necessitar de ser tratado com ácido fosfórico.
- Formulações fotopolimerizáveis
- O solvente é a água

EXEMPLOS

- Xeno III (Dentsply Caulk) **(Fig. 15)**[6]

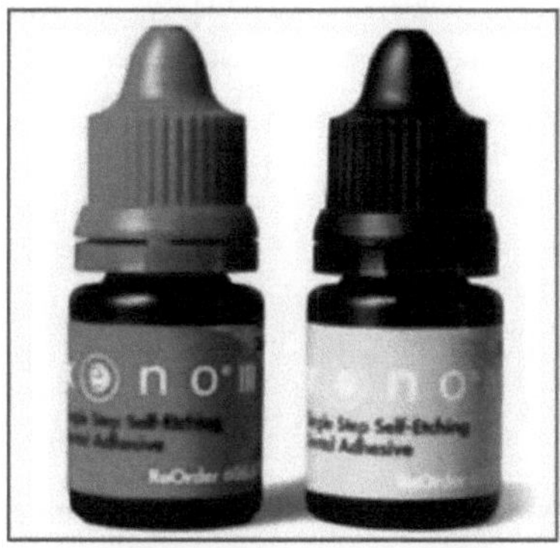

Fig. 15: Xeno III (adesivo autocondicionante de sexta geração)

VANTAGENS

- Concebido para ser utilizado em dentina seca.
- Não condicionar muito a dentina por baixo da camada de esfregaço (evita a remoção dos tampões de esfregaço).

(vii) Agentes de colagem dentária de sétima geração

As colas de sétima geração estão disponíveis nos tipos de cura por luz e de cura dupla. Os três componentes são combinados num único frasco. Estes agentes de colagem são uma ligeira modificação do agente de colagem de tipo 2 da sexta geração (**Fig.16**).

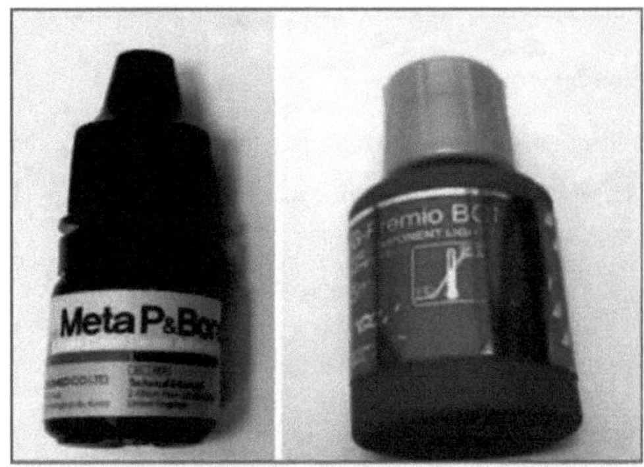

Fig.16: Adesivos fotopolimerizáveis (sétima geração)

São verdadeiramente adesivos autocondicionantes tudo-em-um que não requerem mistura, evitando assim quaisquer erros na mistura (**Fig.17**). Os DBAs da sétima geração demonstraram muito pouca ou nenhuma sensibilidade pós-operatória. No entanto, devido à complexa solução misturada, são propensos à separação de fases e à formação de gotículas nas suas camadas adesivas.[8]

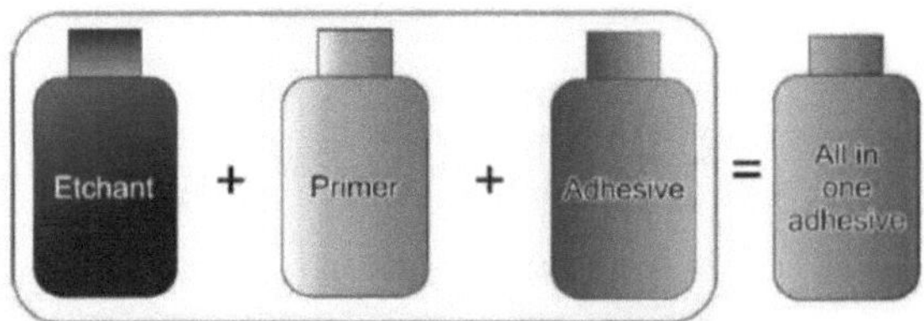

Fig.17: Agente de ligação à dentina de sétima geração

As características são:

- Mais ácido (pH <1)

- Frasco único com adesivo ácido.
- O esmalte não preparado pode necessitar de ser decapado com ácido fosfórico.
- O solvente é a água.

DESVANTAGENS

- Prazo de validade relativamente curto (a acidez do ácido maleico acelerou a decomposição do HEMA).
- Hidrofílicos (atraem e absorvem água, o que leva à lixiviação de monómeros não polimerizados ou de produtos de degradação hidrolítica através de canais cheios de água chamados "árvores de água").

EXEMPLOS

- G-Bond (GC America)
- i-Bond (Heraeus Kulzer)

(viii) Agente de ligação de oitava geração

Uma versão modificada do agente de ligação de sétima geração é introduzida pela VOCO America como Futurabond DC. Trata-se de um adesivo autocondicionante de um só passo, de cura dupla, não preenchido, disponível em embalagens blister de utilização única. O modo de "cura química" torna o produto adequado para ser utilizado em canais radiculares, evitando o bloqueio dos canais radiculares com o agente de ligação curado.[9]

Em 2010, foi desenvolvido pela VOCO America um agente de ligação de 8ª geração, o Futurabond DC (adesivo dentário autocondicionante de cura dupla) **(Fig. 18A)**. O Futurabond DC contém monómeros adesivos polifuncionais, ou seja, ésteres de metacrilato modificados com ácido fosfórico. Estes ésteres ácidos, quando combinados com água, produzem um valor de pH de 1,4. Este pH mais baixo favorece a remoção completa da smear layer e a dissolução da hidroxiapatite, criando um padrão de retenção mais profundo na superfície do dente. Além disso, contém nano cargas com um tamanho médio de partícula de 12 nm que aumentam a penetração dos monómeros de resina e a espessura da camada híbrida, aumentando assim as propriedades mecânicas dos sistemas de ligação e melhorando a integridade marginal. Pode atingir uma força de ligação de 30 MPa. Este agente de ligação contém fluoretos, pelo que tem um efeito anticariogénico.

O GC G-Premio BOND é um agente de ligação universal, de geração 8th , que é compatível com as técnicas de condicionamento total, auto-condicionamento e condicionamento seletivo, proporcionando uma excelente versatilidade (**Fig.18 B**). Tem uma elevada força de adesão e é utilizado para restaurações directas, reparação de restaurações indirectas sem a utilização de um primário e em combinação com um silano na reparação de vidro ou cerâmica híbrida. Consiste na combinação de três monómeros funcionais (4- MET, MDP e MDTP).[10]

VANTAGENS

• Pode ser utilizado com compósitos de fotopolimerização, dupla polimerização e autopolimerização.

• Proporciona uma elevada força de ligação   .

• Tolerante à humidade.

• Contém fluoretos.

• As nanocargas ajudam a melhorar a ligação cruzada dos componentes da resina de ligação.

EXEMPLOS

• Futurabond DC (Voco Índia)
• G-Premio Bond (GC Índia)

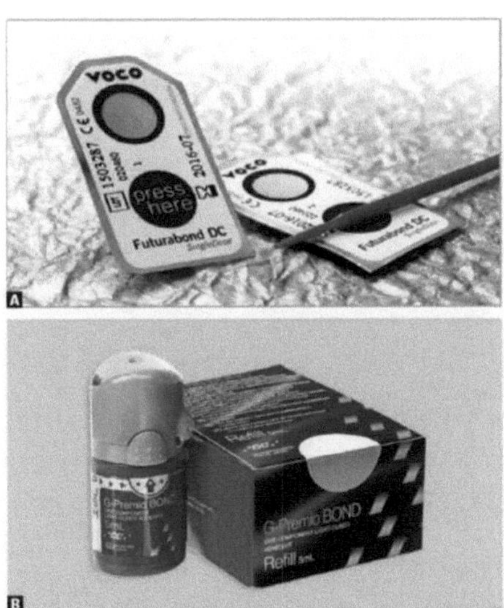

Fig 18A e B: Agente de ligação à dentina de oitava geração: (A) Futurabond dc (Voco Índia); (B) G-premio bond (Gc Índia).

(B)   DE ACORDO COM O CONDICIONADOR

É apresentada a classificação (atualmente utilizada), que envolve a estratégia de gravação e enxaguamento, juntamente com as etapas seguidas nos procedimentos de colagem.

I.   **Adesivo "Etch and Rinse**

(a) Três etapas

- Ácido

- Cartilha

- Agente de ligação Exemplos

    - All-Bond 2 (Bisco)

    - Clearfil Liner Bond (Kuraray)

    - Scotchbond Multi-Purpose (3M ESPE)

    - OptiBond DC (Kerr) b) Duas fases

- Ácido

- Primários + Exemplos de colagem

23

- Gluma (Heracus-Kulzer)

- One-Step (Bisco)

- Prime e Bond (Dentsply)

- Syntac (Ivoclar)

II. Adesivo auto-roscante

(a) Duas etapas

- Ácido + Primário
- Agente de ligação Exemplos
  - Clearfil Liner 2 (Kuraray)

  - Clearfil SE (Kuraray)

- Prisma Universal (Dentsply)
- Solobond Plus (VOCO) b) Onestep
- Ácido + Primário + Agente de ligação Exemplos

  - Clearfil 3 (Kuraray)

  - i-Bond (Heraeus-Kulzer)

  - Futurabond (VOCO)

  - Xeno III (Dentsply)

III. Adesivo universal (multimodo)

I. Adesivos Etch and Rinse

O sistema de adesão inicial de três passos envolve o condicionamento ácido, a aplicação de primário e a aplicação de adesivo (três passos). É formada uma camada híbrida com uma camada adesiva relativamente hidrofóbica. Nos adesivos de condicionamento ácido e enxaguamento, o passo inicial "condicionamento ácido" é seguido de enxaguamento, que remove a camada de esfregaço e os tampões de esfregaço. O condicionamento ácido leva à desmineralização da dentina até uma profundidade de 3,0-5,0 mm, expondo uma estrutura de fibrilhas de colagénio (sem hidroxiapatite). No priming, é aplicado um monómero hidrofílico, como o HEMA, dissolvido em solventes orgânicos (etanol, acetona ou água). O HEMA melhora a molhabilidade e promove a expansão da rede de colagénio; os solventes deslocam a água da superfície da dentina, facilitando a subsequente infiltração da resina.

No passo de ligação, é aplicada uma resina adesiva sem solventes, que penetra nos túbulos dentinários e nos espaços interfibrilares da rede de colagénio. Após a polimerização, forma-se uma camada híbrida na interface dentina-restauração. A partir destes adesivos de três passos de condicionamento e enxaguamento, foram desenvolvidos adesivos de dois passos, combinando o primário e o adesivo. Os adesivos de dois passos apresentam uma capacidade reduzida de infiltração na dentina desmineralizada. Os solventes também não evaporam corretamente e podem ficar presos na camada adesiva após a polimerização. A degradação excessiva da dentina pode dificultar a difusão do monómero e, subsequentemente, a camada híbrida funcional. Estes efeitos diminuem a qualidade mecânica da camada híbrida e podem levar à sua degradação precoce. O substrato não deve estar demasiado seco ou húmido para a longevidade da ligação. O principal inconveniente do sistema de corrosão e enxaguamento é a nano-fugas, que afecta a durabilidade da ligação.[11]

II.   Adesivos auto-roscantes

Para minimizar a nanoinfiltração e controlar a sensibilidade à humidade em adesivos de condicionamento e enxaguamento, foram desenvolvidos adesivos auto-condicionantes. O pH do componente ácido do adesivo autocondicionante é relativamente mais elevado do que o do ácido fosfórico; estão disponíveis três variantes: suave, moderada e forte, consoante o pH do componente ácido. No esmalte, o auto-condicionamento "forte" apresenta bons resultados, enquanto o moderado é ineficaz. Os adesivos autocondicionantes são classificados como adesivos de uma ou duas etapas, consoante o número de aplicações clínicas. O adesivo autocondicionante de uma etapa combina o condicionamento ácido, a preparação e a ligação (monómero ácido, hidrofílico/hidrofóbico e solventes orgânicos numa única solução). As colas autocondicionantes de dois passos incluem a utilização de um primário de condicionamento hidrofóbico (monómero ácido, que condiciona e prepara o substrato), seguido da aplicação de um agente de ligação. As colas auto-condicionantes são altamente hidrofílicas e atraem água, o que pode aumentar o potencial de degradação. A água é um ingrediente essencial porque ioniza o grupo ácido, facilitando o condicionamento da hidroxiapatite (o adesivo autocondicionante contém3 0-40% de água).

Os adesivos autocondicionantes de um passo, quando aplicados sobre dentina hidratada, absorvem e retêm água, comportando-se como uma membrana semi-permeável. Estes fluxos de água são responsáveis por canais cheios de água, dentro da camada adesiva, conhecidos como "árvores de água".

As colas auto-condicionantes de dois passos contêm dois componentes separados: o primeiro é um primário com ácido, etc. e o segundo é uma resina de ligação hidrofóbica. As colas autocondicionantes reduzem as possibilidades de manipulação da mistura durante o condicionamento ácido, o enxaguamento e a secagem, o que ocorre com os sistemas de condicionamento e enxaguamento. Foram observados alguns inconvenientes com a utilização de colas auto-condicionantes. Uma das desvantagens é a sua incapacidade de condicionar o esmalte à mesma profundidade que o ácido fosfórico; em segundo lugar, o conteúdo ácido pode aumentar a hidrofilicidade da camada adesiva, levando à absorção de água e subsequente degradação da ligação.[12] A utilização de componentes individuais no sistema adesivo autocondicionante está resumida na Tabela 1.

UDMA/HEMA	• Conditioning of enamel and dentin wetting agent, helps in thin film formation • Promotes infiltration
4-META	• Binding to calcium of apatite • Binding to collagen
Glutaraldehyde	• Disinfectant • Desensitizing agent
Acetone	• Helps in removing humidity • Solvent for monomer
Water	• Helps in etching process • Solvent for monomer

Tabela 1: Utilização de componentes individuais em sistemas adesivos auto-condicionantes

III. Adesivos universais (multimodo)

As colas universais, multimodais ou polivalentes são basicamente versões melhoradas das colas autocondicionantes de um passo (**Fig. 19**).

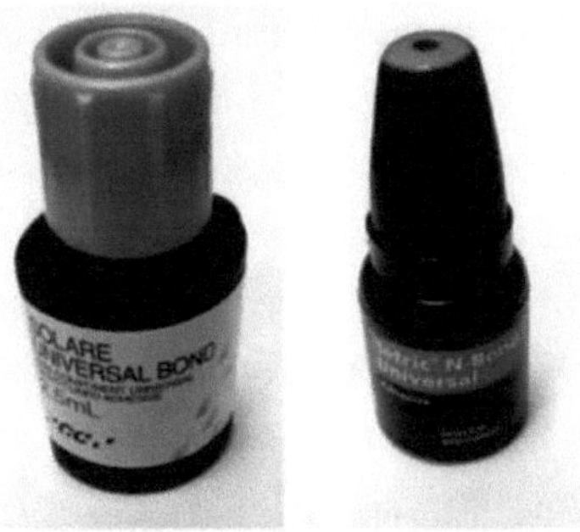

Fig.19: Adesivos universais

que podem ser aplicados em esmalte e dentina condicionados ou não condicionados (utilizados como adesivos auto-condicionantes em dentina e adesivos condicionantes e de enxaguamento em esmalte). Estes agentes de ligação são indicados para serem utilizados como silano para cerâmica de vidro e primários para ligas metálicas.[13]

Vantagens:

*   Aplicação universal
*   Eficaz tanto em superfícies de dentina húmida como seca.

A classificação atual do sistema adesivo está resumida na Tabela 2.

Classification	Acid	Primer	Bonding resin
Etch-and-rinse, 3 steps	Phosphoric acid 32–40%	Hydrophilic monomers, organic solvents	Hydrophobic monomers
Etch-and-rinse, 2 steps	Phosphoric acid 32–40%	Hydrophilic monomers, organic solvents	Hydrophobic monomers
Self-etch, 2 steps	Acidic and hydrophilic monomers	Organic solvents	Hydrophobic monomers
Self-etch, 1 step	Acidic and hydrophilic monomers	Organic solvents	Hydrophobic monomers

Quadro 2: Classificação atual do sistema adesivo

(C)   COM BASE NA SUA CAMADA DE ESFREGAÇO DE ACÇÃO

Os sistemas adesivos para dentina são também categorizados de acordo com a sua abordagem clínica à smear layer. Com base neste critério, os adesivos são de três tipos:

(a)   Tipo 1 (modificação da camada de esfregaço): Os adesivos modificam a smear layer e incorporam-na no processo de colagem. A sua aplicação pode ser efectuada em uma ou duas etapas, utilizando um único adesivo ou um primário e um adesivo, respetivamente. A manutenção da smear layer neste processo de adesão baseia-se no conceito de que ela serve como uma barreira natural à polpa, evita a invasão bacteriana e limita o fluxo de fluido pulpar para fora, o que poderia prejudicar a eficiência da colagem. A penetração de monómeros na smear layer e a sua subsequente polimerização reforça a ligação da smear layer à dentina subjacente e também forma uma ligação micromecânica e talvez química à superfície dentinária subjacente. No entanto, observa-se que a resina é capaz de penetrar apenas numa extensão limitada na dentina superficial. Clinicamente, estes sistemas requerem um condicionamento seletivo do esmalte numa etapa separada.

(b) **Tipo 2 (Remoção da camada de esfregaço):** Os adesivos removem completamente a camada de smear layer e subdividem-se em aplicação de dois e três passos. Um processo de dois passos envolve o condicionamento da dentina seguido de uma combinação de primário e adesivo; enquanto que o processo de três passos envolve a aplicação separada de condicionamento, primário e agente de ligação. Qualquer um dos processos resulta na remoção completa da smear layer através de condicionadores ácidos que são aplicados simultaneamente no esmalte e na dentina, utilizando a técnica de condicionamento total. A ação destes agentes baseia-se principalmente no efeito combinado da hibridização e da formação de tags de resina.

(c) **Tipo 3 (Dissolução da camada de esfregaço):** Os adesivos dissolvem a camada de smear layer em vez de a remover. O processo é realizado em duas etapas, utilizando um condicionador e um primário combinados (primário autocondicionante), seguido da aplicação da resina adesiva. Os primários ligeiramente ácidos fornecidos com estes sistemas desmineralizam parcialmente a smear layer e a superfície dentinária subjacente, sem remover os restos de smear layer dissolvidos e sem desobstruir os orifícios dos túbulos. A lógica subjacente à sua utilização é a de desmineralizar superficialmente a dentina e simultaneamente penetrar nela com monómeros, que podem ser polimerizados in situ.[14] Os adesivos baseados na sua ação sobre a smear layer estão resumidos na Tabela 3.

Systems	*Smear layer modifying*	*Smear layer removing*	*Smear layer dissolving*
One step	• Hytac OSB • Pertac Universal Bond • Prime & Bond 2.1 • Solist • Tokuso Light Bond		
Two-step	• Optec Universal bonding • Pro bond • Tokuso Light Bond (two-step) • Tripton	• Fuji Bond LC • Gluma 2000 • OptiBond Solo • Prime & Bond 2.0 (total etch) • Scotchbond 1 (Single bond) • Syntac Single component	• Clearfil Liner Bond 2 • Denthesive 11 • OptiBond (no etch) • Imperva Bond (no etch) • Scotchbond 2 • Syntac • XR bond
Three-step		• All Bond 2 • Amalgam Bond Plus • Clearfil Liner Bond • Gluma • Imperva Bond (total etch) • Mirage Bond • OptiBond (total etch) • Scotchbond Multipurpose • Scotchbond Multipurpose Plus • Tenure	

Tabela 3: Categorização dos adesivos com base na sua ação na camada de esfregaço

COMPOSIÇÃO DE SISTEMAS ADESIVOS DE DENTINA COMUMMENTE UTILIZADOS

Adhesive system	Etchant/self-etching primer	Adhesive
Single Bond	35% phosphoric acid gel	BisGMA, HEMA, polyalkenoic acid copolymer, ethanol, water, photoinitiator
Clearfil Liner Bond 2	Primer A (Phenyl P, 5-NMSA, CQ, Ethanol) Primer B (HEMA, water)	MDP, HEMA BisGMA, microfiller
One Step	32% phosphoric acid gel	BPDM, BisGMA, HEMA, acetone, photoinitiator
Imperva Fluoro Bond	Primer A (Water, acetone, initiator) Primer B (4-AET, HEMA, 4-AETA, initiator)	4 -AET, HEMA UDMA, glass-ionomer Filler, microfiller
Prime & Bond NT	34% phosphoric acid gel	Di & Trimethacrylate resins, PENTA, acetone
OptiBond Solo	37.5% phosphoric acid	BisGMA, HEMA, ethyl alcohol
Scotchbond Multi-Purpose	HEMA, Polyacrylic acid, water	BisGMA, HEMA
Liner Bond 2V	Primer A (MDP, HEMA, water, photoinitiator, accelerator) Primer B (HEMA, water accelerator)	MDP, dimethacrylates, photoinitiator, accelerator, microfiller
Clearfil SE Bond	MDP, HEMA, Hydrophilic dimethacrylate di camphorquinone N-N-Diethanol-p-toluidine water	MDP, BisGMA, HEMA, hydrophobic di-camphorquinone dimethacrylate N-N-Diethanol-p-toluidine silanated colloidal silica
Prompt L-Pop	Self etching	Water methacrylated phosphoric oxide fluoride complex with zinc photoinitiators
Tyrian, SPE	Self etching primer [2-acrylamido 2-methyl propane sulfonic acid BIS (methacryloyloxy ethyl)] phosphate ethanol	Biphenyl dimethacrylate EMA, acetone glass filling photoinitiators
Reactmer Bond (RB)	Bond A Bond B	4-MET, 4-META HEMA, UDMA, water, photoinitiator, fluoride complex
XENO III	Universal catalyst	METP, UDMA, HEMA, ethanol, water, silica, filler, photoinitiator, fluoride complex
OB2	Bond A Bond B	MDP-10, HEMA Phosphoric acid ester, photoinitiator, water, aluminosilicate glass filler
One up Bond F	Self-etching	HEMA, MMA, methacrylolyoxy alkyl acid phosphate, fluorosilicate glass filler, water, photoinitiator
i-Bond	Self-etching	Acetone/Water UDMA, 4-META, Glutaraldehyde
PENTA – dipentaerythritol pentaacrylate monophosphate		MDP-10 – Methacrylolyoxy decyl dihydrogen phosphate
BisGMA – Bisphenyl glycidyl methacrylate		NMSA – N-methacryloxy-5-amino salicylic acid
HEMA – Hydroxyethyl methacrylate		Phenyl P – 2- methacryloyloxy ethyl –phenyl hydrogen phosphate
BPDM – Bisphenyl dimethacrylate		4 AET – 4-acryloxyethyl trimellitic acid
CQ – Camphorquinone		4 AETA – 4-acryloxyethyl trimellitate anhydride

Tabela 4: Composição dos sistemas adesivos de dentina comummente utilizados

MECANISMO DE ACÇÃO DO AGENTE DE LIGAÇÃO DENTINÁRIA

A composição química básica dos adesivos de ligação à dentina é ilustrada na (**Fig.**20).

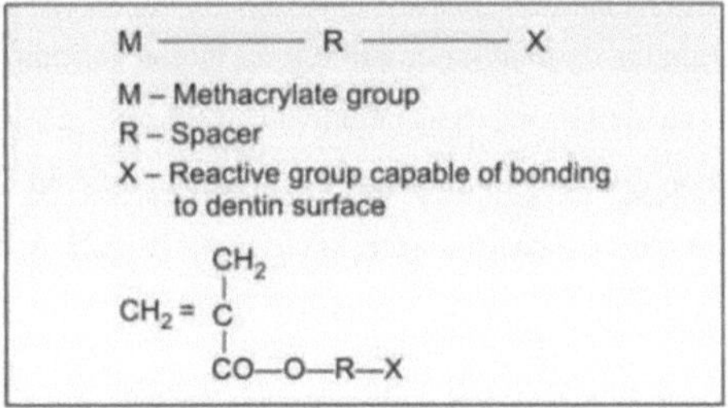

Fig. 20: Química do agente de ligação à dentina

A molécula adesiva é bifuncional, uma parte da qual (X) entra em união química com a estrutura do dente, e a outra parte (M) copolimeriza-se à resina através da dupla ligação do metacrilato. A adesão com a dentina pode ocorrer tanto com os componentes inorgânicos como com os orgânicos presentes na superfície do dente. O grupo espaçador (R) é responsável por tornar a molécula suficientemente grande para manter os grupos metacrilato espacialmente localizados para uma reação química óptima com o compósito. Idealmente, os adesivos para dentina devem ser hidrofílicos e hidrofóbicos. É necessário que sejam hidrofílicos para deslocar o fluido dentinário e humedecer a superfície, permitindo a penetração nas porosidades e, eventualmente, reagir com componentes orgânicos/inorgânicos. As propriedades hidrofóbicas permitem a ligação à resina composta (a matriz do compósito é hidrofóbica por natureza). Estes são os métodos do mecanismo de ação do DBA:

(i)   Ligação à porção inorgânica da dentina

(ii)   Colagem à parte orgânica da dentina

(iii)   Hibridação da dentina

(iv)   Papel da camada de esfregaço

(v)   Condicionamento da dentina

- Química

- Térmica

- Mecânica

(i)   Ligação à porção inorgânica da dentina

A ligação à parte inorgânica da dentina envolve uma interação iónica entre iões Ca++ positivos na superfície da dentina e cargas negativas no grupo X do adesivo. O grupo X pode ser constituído por fosfatos, aminoácidos e aminoálcoois ou dicarboxilatos. Os mecanismos de ligação para os três são apresentados na (**Fig.21 A a C**). À esquerda, vêem-se iões Ca++ e, à direita, moléculas de adesivo.

Os agentes que utilizam um grupo fosfato na sua ligação aos iões de cálcio são designados por sistemas de ligação de fosfato e são os mais frequentemente utilizados. O substituinte "Z" nas colas à base de fosfato pode ser cloro, a-hidroxi ou um grupo fenilo. As resistências de ligação das colas de ligação de cálcio, quando utilizadas isoladamente, raramente excedem 6 MPa. No entanto, quando diferentes colas de ligação de Ca++ são combinadas ou utilizadas em conjunto, a resistência da ligação pode aumentar para 10-15 MPa. Exemplos de adesivos que envolvem a ligação à porção inorgânica da dentina são: Bondlite, Scotchbond, J&J Bonding agents, Clearfil, Prisma Universal Bond, etc.[15]

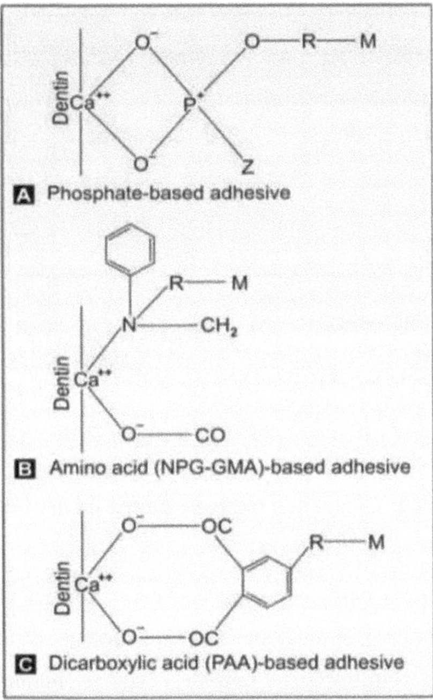

Fig. 21: Colagem à porção inorgânica da dentina

(ii) Colagem à porção orgânica da dentina

A ligação à parte orgânica da dentina envolve a interação com os grupos amino (-NH), amido (-CONH), hidroxilo (-OH) ou carboxilato (-COOH) presentes no colagénio da dentina. A remoção do hidrogénio de qualquer um destes grupos permite a combinação com químicos presentes nos agentes de ligação da dentina. Os compostos que têm a capacidade de reagir com um ou mais grupos de colagénio são os isocianatos, os cloretos de ácido carboxílico, os anidridos de ácido carboxílico e os aldeídos **(Fig.22).**

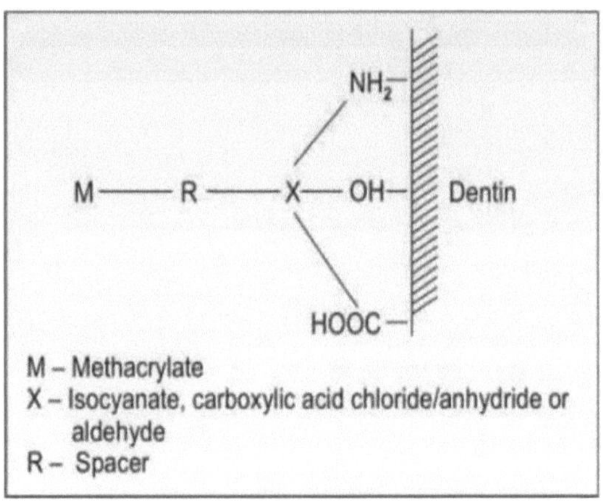

Fig. 22: Colagem à parte orgânica da dentina

Exemplos de adesivos que se baseiam na ligação à parte orgânica da dentina são: Dentin Adhesit (à base de isocianato), Gluma (à base de aldeído), etc. A utilização de adesivos baseados no conceito de infiltração na rede de colagénio húmido para proporcionar retenção mecânica começou a ganhar importância em relação à sua capacidade de formar ligações químicas à superfície do dente. A chave para a adesão é utilizar um monómero hidrofílico que possa infiltrar-se facilmente na rede de colagénio produzida pelo condicionamento da dentina **(Fig.23A, B).**[16]

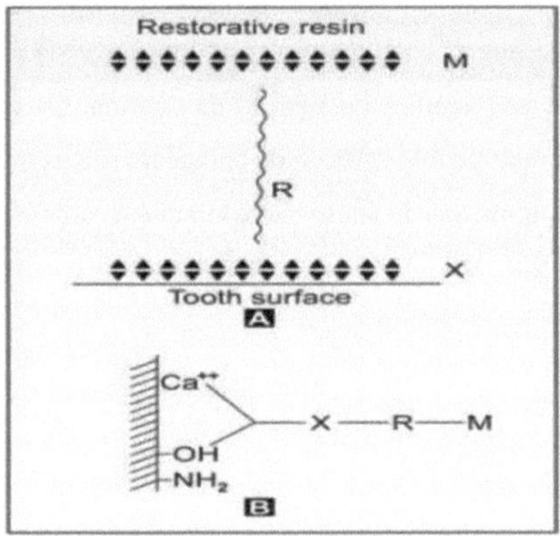

Fig.23: Mecanismo de ligação: (A) Mecanismo de ligação com adesivo interveniente; (B) Ligação à porção inorgânica/orgânica da dentina.

(iii) Hibridação da dentina

As características de uma ligação bem sucedida de um compósito de resina à dentina incluem a ligação micromecânica entre a resina e a camada desmineralizada e preparada de dentina intertubular. Este complexo, referido como *camada híbrida,* é melhor alcançado por agentes condicionadores ácidos, que removem a camada de smear layer, produzem desmineralização superficial a uma profundidade de 3,0-6,0 pm e expõem a estrutura de colagénio dentinário. Em alguns casos, a camada de smear layer não é removida, mas dissolvida ou modificada para a incluir no processo de ligação. A aplicação de primários de resina hidrofílicos facilita a penetração subsequente de resinas adesivas de baixa viscosidade no suporte de colagénio microporoso e nos túbulos dentinários. A polimerização desta resina infiltrada estabiliza a camada híbrida superficial. A aplicação meticulosa destes passos conduz a uma ligação sem fendas. A camada dentinária profunda (dentina perto da polpa) é composta principalmente por grandes túbulos dentinários com menos dentina intertubular; enquanto que a dentina superficial tem poucos túbulos dentinários, compostos principalmente por dentina intertubular.

A formação da camada híbrida na dentina intertubular contribui para a retenção da resina. (A retenção de resina é proporcional à quantidade de dentina intertubular disponível). Uma vez que a área de dentina intertubular varia, a contribuição do resin tag/camada híbrida para a resistência de união também varia. A integração dos tags de resina na camada híbrida é importante para produzir um selamento de resina dos túbulos dentinários, contribuindo para a retenção de resina.[17]

(iv) Papel da camada de esfregaço

A smear layer é um produto da instrumentação dentária, que cobre os componentes estruturais normais da dentina em 1-2 mm e penetra vários micrómetros (1-5 mm) nos túbulos para formar tampões de smear layer. Tem duas fases, uma fase sólida de resíduos de corte, principalmente colagénio desnaturado e minerais, e uma fase líquida de canais tortuosos cheios de fluido à volta dos resíduos de corte. A camada de smear layer pode ser um impedimento para o processo de ligação, uma vez que pode servir como uma barreira à penetração da resina no substrato dentinário subjacente **(Fig. 24)**. As bactérias aprisionadas na smear layer podem sobreviver e multiplicar-se sob a restauração. Alguns autores, no entanto, acreditam que é uma barreira protetora contra a penetração de bactérias e toxinas.[18]

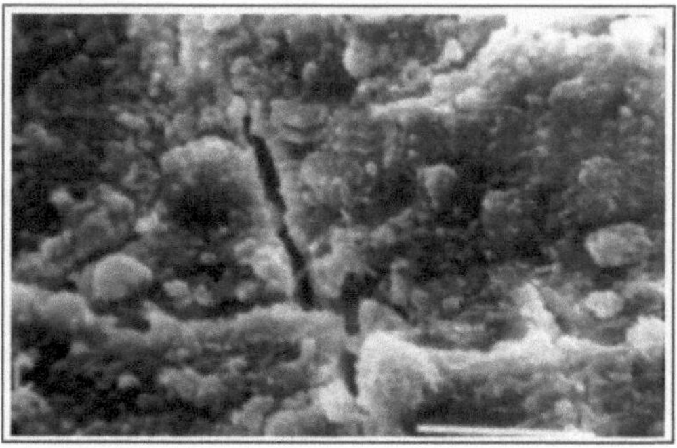

Fig. 24: Presença de smear layer na superfície dentária cortada

As razões para manter a camada de esfregaço são as seguintes:

- A retenção da smear layer diminui a permeabilidade da dentina.

- Evita a diminuição da força de ligação observada com alguns sistemas de ligação à medida que a dentina mais profunda é preparada.

- Diminui consideravelmente o efeito da pressão pulpar na resistência de união.

Os actuais adesivos dentinários envolvem a modificação da smear layer, pois acredita-se que melhoram muito a força de ligação à dentina. A remoção da smear layer e a desmineralização da matriz dentinária podem facilitar a adesão através de vários mecanismos, tais como

- O colagénio exposto fornece grupos reactivos que podem interagir quimicamente com os primários.

- Os grupos amino podem atuar como catalisadores de reacções de polimerização.

- O colagénio exposto promove a ligação micromecânica à resina, fornecendo uma estrutura. É bastante provável que os três mecanismos actuem simultaneamente para melhorar a adesão.

(iv) Condicionamento da dentina

O condicionamento da dentina é definido como "uma alteração da superfície da dentina, incluindo a camada de esfregaço, com o objetivo de produzir um substrato capaz de ligação micromecânica e possivelmente química a um adesivo dentinário". Os principais efeitos do condicionamento na dentina podem ser físicos ou químicos. Os efeitos físicos são a alteração da espessura e da morfologia da smear layer e também dos túbulos dentinários; já os efeitos químicos são as modificações da fração de matéria orgânica e a descalcificação da porção inorgânica. O condicionamento pode ser efectuado por meios químicos, térmicos (laser) ou mecânicos.

Condicionamento químico: São utilizados como condicionadores químicos vários ácidos e quelantes de cálcio, que se baseiam na remoção da camada de esfregaço.

(a) **Condicionadores ácidos:** Os condicionadores ácidos não só removem a smear layer, mas também desmineralizam simultaneamente a dentina superficial (3-6 mm). Na dentina intertubular, as fibras de colagénio são frequentemente cobertas por uma camada amorfa, de espessura variável e com microporosidades. Esta "camada de colagénio" pode reduzir a permeabilidade da dentina subjacente aos monómeros de resina e é insolúvel em ácidos. Nos orifícios dos túbulos, a dentina peritubular é muitas vezes completamente dissolvida para formar uma estrutura em forma de funil e expor as fibrilas de colagénio, que são frequentemente locais de retenção adicionais na parede do túbulo (**Fig. 25 A a D**).

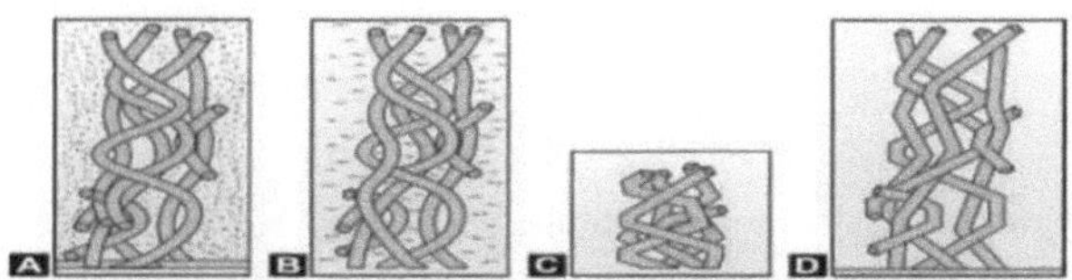

Fig. 25: Representação esquemática da matriz de dentina: (A) Matriz de dentina mineralizada; (B) Matriz de dentina desmineralizada cheia de água, ou seja, num estado plastificado; (C) Matriz de dentina desmineralizada colapsada, endurecida e seca ao ar; (D) Matriz de dentina desmineralizada endurecida por solvente orgânico antes da secagem ao ar

Após o condicionamento, recomenda-se a manutenção de uma superfície de dentina húmida, seguindo a técnica de ligação húmida para evitar o colapso do colagénio não suportado e promover a humidade e a infiltração da resina aplicada subsequentemente. O ácido fosfórico a 37% é utilizado por rotina. O ácido fosfórico a 10% parece proporcionar uma melhor força de ligação do que as concentrações mais elevadas. Os agentes de ligação à dentina (por exemplo, Tenure, Mirage bond) que utilizam condicionadores de ácido nítrico, são altamente adesivos e proporcionam boas vedações dos túbulos. O ácido cítrico a 10% combinado com cloreto férrico a 3,0% é utilizado como removedor da camada de smear layer e condicionador. Outra combinação de condicionador é o ácido cítrico a 10% e o cloreto de cálcio a 20% (por exemplo, Clearfil LinerBond). Em comparação com o condicionamento com ácido fosfórico (**Fig. 26A**), esta combinação de condicionador descalcifica a dentina a uma profundidade menor e os túbulos não se abrem em forma de funil **(Fig. 26B)**. O ácido maleico (por exemplo, Scotch bond) resulta na remoção da camada de esfregaço, mas não dos tampões de esfregaço.

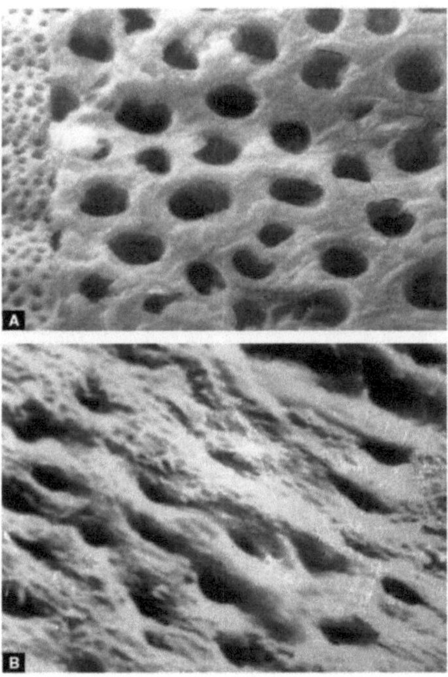

Fig. 26: Imagens SEM da superfície da dentina condicionada: (A) Superfície da dentina após condicionamento com ácido fosfórico; (B) Superfície da dentina após condicionamento com uma combinação de ácido cítrico a 10% e cloreto de cálcio a 20%.

(b) Quelantes - Ao contrário dos condicionadores ácidos fortes, os quelantes removem a smear layer sem descalcificação ou alterações físicas significativas no substrato dentinário subjacente. Além disso, não são evidentes alterações em forma de funil; em vez disso, forma-se um quelato. Um quelato refere-se a um composto com um ião metálico central rodeado por átomos, iões ou moléculas ligados covalentemente, chamados ligandos, que possuem ligações adicionais para a reação química. O melhor condicionador quelante é o ácido etileno diamino tetracético (EDTA, pH: 7-4), desenvolvido para utilização no sistema Gluma. Quando utilizado durante 30 segundos, os tampões de esfregaço não foram

38

totalmente removidos com este condicionador. Alguns sistemas de ligação não removem a camada de smear layer, mas utilizam-na como um substrato de ligação legítimo. Estes sistemas utilizam agentes de auto-condicionamento/auto-preparação, que são monómeros ácidos e podem alargar os canais e também remover depósitos minerais do interior dos túbulos, promovendo assim a permeação da resina. Com este tipo de ligação, há menos hipóteses de penetração incompleta da resina, porque tanto o condicionamento como a preparação ocorrem simultaneamente. Uma vez que a solução de auto-condicionamento/auto-preparação não é lavada da superfície, a camada de esfregaço desmineralizada é incorporada na interface de ligação.[19]

Condicionamento térmico (laser): Os lasers estão a ser utilizados para condicionar a dentina. Os lasers mais utilizados são o CO_2 e o Nd:YAG. Especula-se que os lasers causam a recristalização da dentina, resultando numa aparência de fungo, que contribui para o aumento da micro retenção ou possível adesão química de um material de restauração à estrutura dentária. A mancha preta carbonizada que resulta após o laser é facilmente lavada com água.

Condicionamento mecânico: A microabrasão é utilizada para condicionar mecanicamente a dentina.

Aplicação de primário: O primário é o segundo passo no procedimento de colagem. Os primários são os agentes que contêm monómeros com propriedades hidrofílicas, que têm afinidade pelas fibrilas de colagénio expostas, e propriedades hidrofóbicas para co-polimerização com a resina adesiva. Estes monómeros, normalmente HEMA e 4-META, são dissolvidos em soluções de acetona ou etanol, que devido às suas características voláteis podem deslocar a água da superfície dentinária e da rede de colagénio húmida. O primário promove a difusão da resina na dentina húmida e desmineralizada, com o objetivo de conseguir uma penetração completa da resina.[20]

O exame microscópico revelou, no entanto, deficiências na propagação do iniciador a três níveis:

(i)   Cobertura incompleta da superfície.

(ii)   Penetração interfibrilar incompleta.

(iii) Penetração incompleta até à profundidade total da dentina desmineralizada.

Para obter a melhor força de ligação, é essencial que o primário se espalhe uniformemente sobre a superfície. Para melhorar o espalhamento e a difusão do primário, este pode ser aplicado em várias demãos. Quando se aplica uma segunda camada de primário, a resistência ao cisalhamento melhora significativamente; no entanto, não se regista qualquer aumento até cinco aplicações adicionais. A segunda consideração para melhorar a penetração é a condição da superfície dentinária. Tal como descrito anteriormente, a água é um componente essencial necessário para manter as fibrilas de colagénio suspensas, criando assim espaço para a penetração subsequente do primário e da resina adesiva. A secagem excessiva da dentina condicionada colapsa a rede de colagénio e o primário fica impedido de entrar. Por outro lado, uma superfície demasiado húmida resulta na separação dos componentes do primário, levando à polimerização em emulsão da resina adesiva. Uma superfície de dentina ideal para a colagem é visivelmente húmida, sem qualquer excesso de água. Isto pode ser conseguido clinicamente através da secagem com um pano de algodão húmido. Em terceiro lugar, um tempo de condicionamento curto (não superior a 15 segundos) é considerado adequado para permitir a penetração completa do primário e da resina. Especula-se que são formadas ligações mais estáveis se o primário e a resina penetrarem na dentina de forma menos profunda e mais uniforme, em vez de penetrarem de forma irregular e mais profunda.[21]

PAPEL DA ÁGUA NO PROCESSO DE LIGAÇÃO

Após o condicionamento ácido, a camada de esfregaço é removida e a camada de dentina subjacente de 3-5 gm é desmineralizada. O enxaguamento pós-etching com água remove os minerais dissolvidos e cobre uma superfície de dentina desmineralizada com água. Esta água mantém o colagénio num estado expandido, preservando assim os espaços necessários para a infiltração da resina. A água actua como um plastificante para o colagénio e mantém-no num estado macio. Se a dentina for exposta ao ar, a água evapora-se, deixando o colagénio num estado colapsado (endurecido), reduzindo assim a capacidade dos agentes de ligação penetrarem nas fibrilas de colagénio. Quando as fibrilas de colagénio são aproximadas, as forças secundárias tornam-se activas, o que não é possível quando a água está presente, aumentando assim a rigidez do colagénio. A desmineralização resulta em retração. Após a adição de água, a rede de colagénio volta a expandir-se para o seu volume original. A concentração crítica de água impede o colapso da rede ou permite a reexpansão da dentina seca durante um período de 10-30 segundos. Quando os primários não aquosos são aplicados sobre dentina seca, o colagénio não é re-humedecido pela água; enquanto que, quando os primários à base de água são aplicados sobre dentina seca, pode haver duas possibilidades:

(i)   Se a concentração de água do primário for baixa, o monómero de resina e/ou o solvente orgânico endurecerão o colagénio mais rapidamente do que a água pode plastificar o colagénio.

(ii)   Se o teor de água do primário for suficiente para plastificar o colagénio mais rapidamente do que a resina/solventes o difundem, os monómeros da resina infiltrar-se-ão na rede. Deve evitar-se o excesso de água no primário, uma vez que dilui a concentração do monómero. Na técnica de ligação, os primários à base de acetona sem água não se infiltram eficazmente no colagénio exposto e podem formar "regiões híbridas". Quando a dentina é mantida húmida, a rede de colagénio é mantida num estado expandido e os espaços inter-fibrilares são deixados abertos. A ligação a esta superfície húmida só pode ser eficaz se a água dentro da dentina for completamente eliminada e substituída por monómeros. Quando aplicado em dentina húmida, a água difunde-se para o solvente orgânico e penetra na matriz dentinária desmineralizada juntamente com o monómero polimerizável. A água é gradualmente perdida à medida que o solvente e o monómero da resina se movem ao longo das fibrilas de colagénio. Se a água no interior da rede de colagénio não for completamente deslocada, a polimerização da resina no interior da camada híbrida pode ser afetada; a água remanescente pode competir por espaço com a resina no interior da dentina desmineralizada. Nestas condições, o excesso de humidade diminui a concentração de solventes orgânicos no primário (monómero). A presença de monómero sobre a camada de água é mais comum nos túbulos dentinários (elevado teor de água) do que na dentina intertubular (estruturas tipo "bolha" com água retida sob a camada de resina). Está estabelecido que uma quantidade crítica de água é obrigatória para uma boa adesão; no entanto, uma condição demasiado húmida diminui a resistência da ligação devido à falta de tags de resina e à formação de estruturas tipo bolha na interface. O primário deve ser à base de água ou de um agente miscível em água. Os solventes normalmente utilizados são:

- Acetona (Prime and Bond NT, Bisco One step)

- Etanol (OptiBond Solo, 3M Single Bond)

- Água (Scotchbond Multipurpose Plus)

A acetona tem uma pressão de vapor relativamente elevada (184 mm Hg a 20°C) em comparação com o etanol (43,9 mm Hg a 20°C) e a água (17,5 mm Hg a 20°C). À medida que o solvente evapora, a viscosidade do agente de ligação à dentina aumenta, o que diminui a capacidade do sistema de ligação para penetrar ao longo das fibras de colagénio e dos túbulos dentinários, inibindo subsequentemente a formação de uma ligação adequada.[22]

Fenómeno de "water treeing": Os adesivos contêm normalmente monómeros hidrofílicos e/ou iónicos, que melhoram a sua ligação ao substrato húmido da dentina. Está estabelecido que as colas actuam como uma membrana semipermeável, permitindo o movimento da água através das colas polimerizadas. Isto implica que existem canais interligados dentro dos adesivos, que são responsáveis por esse movimento. Normalmente, estes canais não são visíveis, a menos que sejam incorporados com nitrato de prata, uma vez que a água se perde após a dessecação dos espécimes. Estes canais de água (revelados pela coloração com prata), observados na interface resina-dentina, no interior da camada adesiva, são designados por *"árvores de água"*. As árvores de água estão geralmente localizadas ao longo da superfície da camada híbrida, estendendo-se para as camadas adesivas subjacentes (Fig.27). Tay e Pashley (2003) levantaram a hipótese de que as árvores de água dentro da camada híbrida facilitam a lixiviação dos componentes hidrofílicos da resina, levando à degradação das ligações resina-dentina.[23]

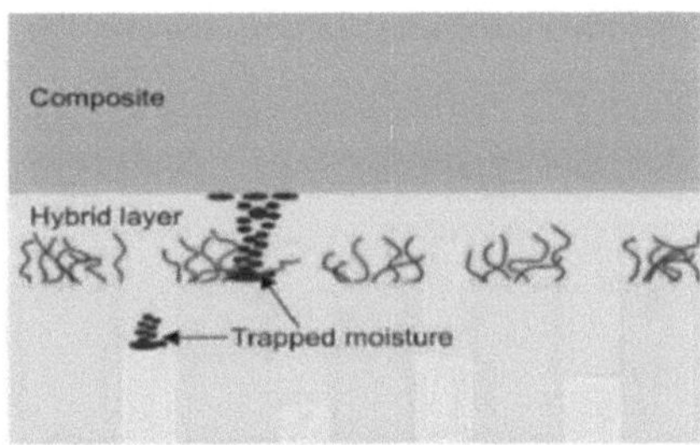

Fig. 27: Formação da árvore de água

Foram propostas duas teorias para a génese do fenómeno de arborização aquática.

(a) Teoria da água remanescente

Autores anteriores acreditavam que as árvores de água eram na realidade água "deixada de fora" que foi incompletamente removida dos adesivos de dentina. Foram observadas árvores de água na interface de resindentina ligada com adesivos à base de etanol e raramente em adesivos à base de acetona. Observou-se ainda que a adição de HEMA à água diminuía a taxa de evaporação da água da mistura HEMA-água. No entanto, esta teoria não tem em conta os seguintes aspectos da formação da árvore de água.

i. **Distribuição irregular**: As árvores aquáticas nunca estão distribuídas uniformemente; raramente são observadas na parte central da camada adesiva, estando antes predominantemente presentes na superfície da camada híbrida.

ii. **Dependência do substrato**: As árvores de água foram frequentemente observadas em dentina sã colada com adesivos autocondicionantes de um passo; no entanto, estavam praticamente ausentes quando se utilizaram resinas compostas como substrato de colagem. Isto implica que a árvore de água contribui minimamente pela água residual derivada do adesivo dentinário.

iii. **Árvores de água invertidas**: Foram observadas diferentes formas e formatos de árvores de água. Normalmente, as árvores de água têm origem na superfície da dentina, com as suas ramificações a apontar para cima, para o adesivo. No caso das árvores de água invertidas, parecem ter origem na água retida na interface entre o adesivo e o compósito de resina sobrejacente; espalham-se para baixo com os "ramos" a apontar para a dentina.

iv. **Árvores de água secundárias**: As gotículas de água ficam presas e são vistas como buracos claros dentro da camada adesiva. Quando observadas sob o traçador de nitrato de prata, as árvores de água foram vistas a irradiar circunferencialmente a partir da periferia destas gotículas de água, criando um efeito de "explosão solar" à volta das gotículas. Como as árvores de água raramente existem quando são utilizadas colas que contêm água para colar compósito a compósito, é improvável que a formação de árvores de água seja causada pela água, que está presente nas formulações adesivas.[24]

(b) Teoria do fluxo de água

O movimento de fluidos na dentina pode ser de três tipos, nomeadamente fluxos de água evaporativos, osmóticos e convectivos. O evaporativo é devido à secagem ao ar. O toque da ponta de papel induz forças capilares que levam ao movimento do fluido para fora. A dentina não vital também contém água; o fluxo de água evaporativo pode ocorrer independentemente da vitalidade do dente. A elevada concentração de monómero iónico solúvel em água na presença de água pode também induzir um fluxo osmótico de água a partir da dentina profunda. Isto pode ocorrer imediatamente antes da polimerização. Assim que os monómeros são convertidos em polímeros, o fluxo de água induzido osmoticamente é interrompido. Ambos os fluxos, osmótico e evaporativo, resultam na permeação de água dentro da mistura adesiva. Esta permeação explica a presença de árvores de água normalmente orientadas ao longo da superfície da dentina. Foi demonstrado que, após a deteção de um fluxo de água evaporativo para o exterior (árvore de água inversa), após a secagem ao ar da dentina revestida com adesivo, seria induzido um fluxo adicional de fluido para o interior durante a ativação do adesivo com luz. Durante o processo de ativação por luz, parte da água que atingiu o topo da camada adesiva não consegue sair, uma vez que fica retida pela superfície inicialmente polimerizada do adesivo. O calor gerado pelas luzes de cura reflecte a água de volta para a subsuperfície menos polimerizada, formando canais de água, referidos como "árvore de água invertida". As gotículas de água presas entre o adesivo e o compósito de resina reduzem a área de superfície ligada e aumentam as tensões interfaciais; subsequentemente, desalojam o compósito de resina (Fig.28).

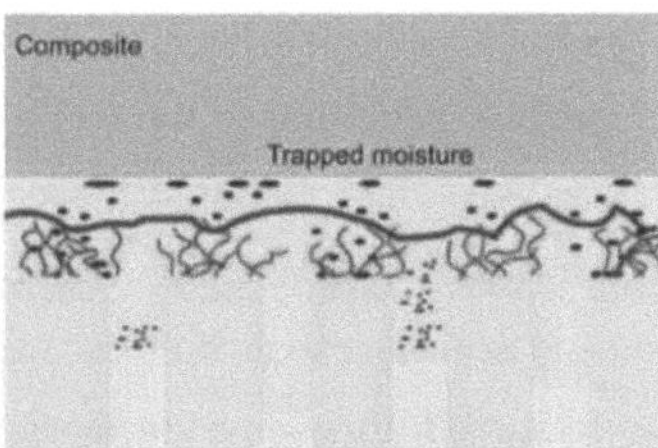

Fig. 28: Falha da ligação resina-dentina por degradação hidrolítica com o passar do tempo

Dentina cariada transparente: A dentina cariada transparente está fortemente ocluída com depósitos minerais intratubulares. Estes depósitos são responsáveis pela impermeabilidade relativa desta camada. A camada híbrida da dentina transparente é normalmente três vezes mais espessa do que a da dentina sã. Não se pode evidenciar qualquer nano-vazamento porque os fluxos de água evaporativos e convectivos da dentina foram bloqueados por túbulos dentinários fortemente ocluídos. Este facto pode resultar num excelente selamento inicial da resina (ausência completa de zonas interfaciais ricas em água acima do substrato de ligação, esgotadas do seu conteúdo mineral). Está estabelecido que tanto a formação de árvores de água como a nano-fuga estão ausentes na camada híbrida de dentina transparente. Embora a camada híbrida seja mais espessa, não é possível que qualquer adesivo se difunda completamente através de uma zona de dentina parcialmente desmineralizada que pode ter várias centenas de micrómetros de espessura.

Ausência de nano-filtração e de water treeing: A difusão interna do monómero ácido desmineraliza a dentina e dissolve a smear layer. O fluxo de água induzido osmoticamente para o exterior pode expulsar o monómero de resina parcialmente neutralizado da dentina desmineralizada. A presença desta água num adesivo ácido pode retardar a polimerização da resina nos espaços interfibrilares. A água normalmente encontra o seu caminho através da camada de esfregaço e manifesta-se como árvores de água dentro da matriz adesiva. Dependendo da composição química da fase adesiva, a água pode separar-se sob a forma de gotículas de água, que se manifestam como árvores de água secundárias. As árvores de água formam-se ao longo da superfície da camada híbrida. Em caso de nano-vazamento, a água subsuperficial move-se preferencialmente para canais pré-existentes dentro da camada híbrida.

A redução da nano-fuga e da formação de árvores de água pode ser conseguida quando se aplicam várias camadas de adesivos auto-condicionantes de um passo sobre dentina sã. Quando os adesivos auto-condicionantes de um passo são aplicados em dentina sã, podem depositar-se gotículas de água entre a interface adesivo-compósito devido ao rápido movimento da água através do adesivo. Se estiver presente uma camada suficiente de adesivo, o fenómeno de formação de bolhas de água pode ter implicações menores. Os adesivos podem ser tornados menos permeáveis, tratando o adesivo auto-condicionante de um passo como um primário e cobrindo-o com uma camada de resina menos hidrofílica. O revestimento converte um passo em adesivo autocondicionante de dois passos e torna-os menos permeáveis ao movimento da água.

Zona de Resistência Ácido-Base na Interface Adesivo-Substrato: Está estabelecido que uma maior resistência da interface dente-resina ao ácido pode efetivamente retardar a entrada de produtos bacterianos e, subsequentemente, a progressão de cáries secundárias. Foi registada uma zona resistente a ácidos e bases por baixo da camada híbrida em sistemas adesivos auto-condicionantes. Esta zona pode resistir a desafios ácidos e básicos, e desempenhar um papel importante na prevenção de cáries secundárias.

Foi demonstrado que a zona resistente a ácido-base é formada em sistemas adesivos auto-condicionantes e não em sistemas adesivos de condicionamento e enxaguamento. A hipótese é que a penetração do monómero para além da camada híbrida, juntamente com a interação química entre o monómero e a hidroxiapatite, pode contribuir para a formação de uma zona resistente a ácido-base. Foi demonstrado que os monómeros no adesivo self-etch podem interagir quimicamente com a hidroxiapatite na dentina desmineralizada.[25]

O esmalte tem um conteúdo mineral mais elevado do que a rede de colagénio da dentina. A zona resistente a ácido-base no esmalte não se encontra abaixo da camada híbrida, mas sim na interface, que não é dissolvida após o desafio ácido-base.

SUCESSO/FRACASSO DO ADESIVO

Diversas variáveis podem afetar o desempenho clínico dos sistemas adesivos em relação ao sucesso/falha do sistema (**Fig.29**), tais como

1. **Factores materiais:** O conhecimento profundo da química do material a utilizar é obrigatório para uma colagem bem sucedida. Os agentes de ligação hidrofóbicos não proporcionam uma ligação suficiente. As instruções do fabricante devem ser cuidadosamente seguidas no que respeita à lavagem do condicionador e ao modo de aplicação do primário e da colagem.

2. **Substrato:** A variabilidade do substrato demonstrou ter um efeito importante no desempenho clínico dos sistemas adesivos.

3. **Tamanho e forma da lesão:** O tamanho da lesão ou a área do substrato dentinário disponível para colagem é fundamental para a adesão. Observa-se uma menor adesão em lesões cervicais de tamanho reduzido. As lesões profundas em forma de cunha demonstraram uma melhor retenção do que as lesões superficiais em forma de pires.

4. **Arcada maxilar vs mandibular:** Esperam-se melhores resultados de adesão na arcada maxilar devido às menores probabilidades de contaminação por humidade; também se espera um menor efeito de flexão dentária nos maxilares superiores.

5. **Idade do doente:** Com a idade, a dentina torna-se esclerosada (a esclerose leva a uma diminuição da adesividade clínica); daí uma maior taxa de insucesso. Para além da esclerose, o aumento da flexão dentária também pode ser um fator de insucesso da adesão. Não foi possível estabelecer uma relação direta entre o insucesso da retenção e a idade do doente, uma vez que a esclerose é pertinente não só à idade avançada, mas é determinada pelo período de tempo durante o qual a dentina foi exposta ao ambiente oral.

6. **Flexão do dente:** A flexão do dente influencia de facto a retenção das restaurações adesivas, especialmente as restaurações cervicais. Forças cêntricas e excêntricas pesadas são responsáveis pela geração de forças de compressão e tração na área cervical, que podem gradualmente deslocar e descolar a restauração de resina. Os compósitos com capacidade elástica adequada, como os compósitos micropreenchidos, são preferidos nestas lesões.

Examinar os efeitos da flexão dentária nas restaurações cervicais: um estudo clínico de dois anos:- Este estudo avaliou o desempenho clínico dos adesivos dentinários em sete combinações diferentes de material/técnica. Não foram observadas diferenças estatisticamente significativas entre as combinações de restaurações, ou entre as variáveis técnicas após dois anos, em termos de retenção, sensibilidade ou categorias USPHS. No entanto, outros factores relacionados com a flexão do dente - tais como o stress oclusal, a idade do paciente, o material de restauração e a localização da restauração - mostraram associações estatisticamente significativas com falhas de retenção. Estes resultados suportam uma teoria de flexão dentária da retenção da restauração.

7. **Humidade da dentina:** O princípio de um bom espalhamento do monómero na dentina é importante para uma adesão bem sucedida. Juntamente com a humidificação, a permeabilidade da dentina desmineralizada ao monómero também ajuda na adesão à dentina. Os agentes de ligação com uma capacidade de humidificação eficaz asseguram uma ligação bem sucedida.

8. **Conceito de ligação elástica:** As resinas compostas contraem-se durante a polimerização. De modo a proteger a interface do compósito dentário da descolagem durante a polimerização, a resina adesiva interveniente deve ser suficientemente elástica para absorver as tensões da polimerização. Isto pode ser conseguido através da utilização de uma camada relativamente espessa de resinas de ligação polimerizadas separadamente, não preenchidas ou semi-preenchidas. Em alternativa, a utilização adicional de um revestimento intermédio de ionómero de vidro sob o compósito reduz a rigidez total da restauração.[26]

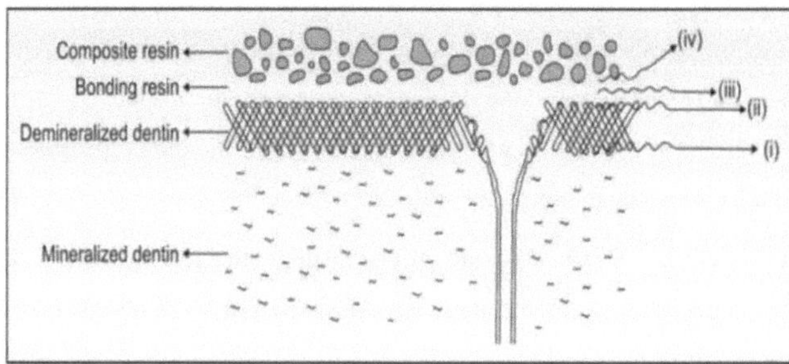

Fig. 29: Diagrama ilustrando diferentes posições de falha na interface resina-adesivo-dente: (i) Entre a dentina mineralizada e a desmineralizada; (ii) Entre a dentina desmineralizada e a resina de ligação; (iii) Dentro da resina de ligação; (iv) Entre a resina de ligação e a resina composta.

LIGAÇÃO NOUTRAS SITUAÇÕES CLÍNICAS

O espetro da colagem é bastante amplo e envolve quase todos os materiais em medicina dentária (o espetro da colagem em medicina dentária está ilustrado na **Fig.30**). A adesão bem sucedida foi conseguida entre os materiais de restauração e os tecidos dentários e também entre diferentes materiais de restauração.

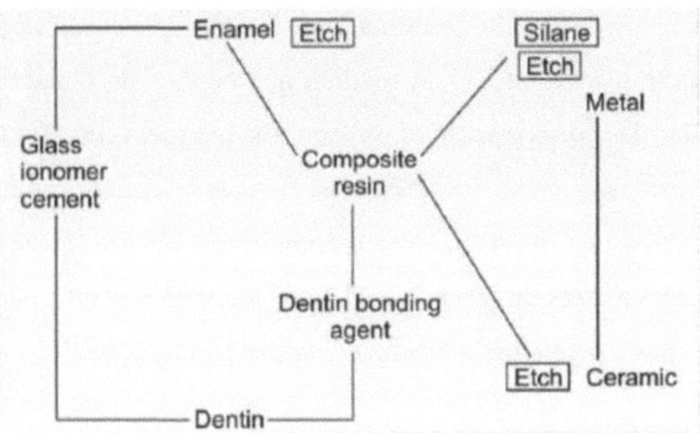

Fig. 30: Espectro de colagem em medicina dentária

Ligação de ionómeros de vidro a tecidos duros: Os ionómeros de vidro possuem a propriedade de aderir ao esmalte e à dentina; e também a outros substratos polares reactivos, como os metais de base. O mecanismo principal da sua ligação é a "adesão química" e não a "micromecânica", como se verifica nos compósitos. (Os procedimentos de ataque ácido/desbaste da superfície não são úteis com os ionómeros de vidro). Ao colocar os cimentos de ionómero de vidro hidrofílicos e altamente iónicos no substrato dentário, estes competem com sucesso com a água devido à multiplicidade de grupos carboxilo que formam ligações de hidrogénio com o substrato. A água é deslocada ou incorporada no cimento. A adesão assim obtida é permanente e resistente à degradação pela água. Além disso, as ligações polares iónicas que ligam o cimento de ionómero de vidro ao substrato podem ser restabelecidas, se forem quebradas, ao contrário das ligações químicas covalentes que não podem ser reformadas.[27] Nas fases iniciais da reação química, os ionómeros de vidro são bastante ácidos, devido à presença de grupos de ácido carboxílico não reagidos, que oferecem um mecanismo adesivo com os iões Ca da hidroxiapatite ($Ca_{10}(PO_4)_6(OH)_2$) no esmalte e na dentina. Como esperado, a ligação ao esmalte será mais forte do que a ligação à dentina devido ao maior conteúdo inorgânico (hidroxiapatite) no primeiro. Inicialmente, especulou-se que a quelação do cálcio na apatite pelo ionómero de vidro era o principal mecanismo envolvido na adesão. A interação entre a apatite e o ácido poliacrílico pode ter dado origem a iões de poliacrilato, que formaram fortes ligações iónicas com os iões de cálcio na superfície do esmalte e da dentina. É de opinião que, quando o cimento foi inicialmente aplicado no dente numa consistência fluida, a humidificação e a adesão ocorreram por ligação de hidrogénio mediada por grupos carboxilo na pasta de cimento. À medida que o cimento endurecia, as ligações de hidrogénio eram gradualmente substituídas por ligações iónicas. Mais tarde, foi postulado que uma série de trocas iónicas complexas ocorre durante a reação química e a adesão. À medida que os iões de poliacrilato entram na superfície molecular da hidroxiapatite, deslocam e substituem um ião de fosfato e um ião de cálcio. Como consequência, forma-se uma camada intermédia de fosfato de cálcio e alumínio e poliacrilato na interface entre o cimento e a apatite. Os simples catiões e aniões podem não ser capazes de preencher a lacuna na interface; uma cadeia polimérica de catiões e aniões pode preencher a lacuna e completar a ligação.[28]

Colagem de compósito a ionómero de vidro: O ionómero de vidro é invariavelmente utilizado como substituto da dentina sob as resinas compostas. Esta técnica é normalmente conhecida como técnica de duas camadas (técnica Sandwich), na qual o esmalte e o cimento são condicionados antes da colocação da resina de restauração. Geralmente, é utilizado ácido fosfórico a 37% para condicionar o ionómero de vidro e o esmalte. O tratamento ácido do ionómero de vidro melhora a sua ligação ao compósito, produzindo uma superfície rugosa (as partículas de vidro sobressaem acima da matriz). O monómero da resina penetra nos microporos entre as partículas, proporcionando assim uma ligação mecânica. As resinas de baixa viscosidade são aconselháveis, uma vez que têm um ângulo de contacto mais baixo e uma melhor capacidade de molhar o substrato. O cimento deve ser deixado endurecer completamente antes de ser gravado, caso contrário as partículas que não reagiram podem dissolver-se e enfraquecer o cimento. (Recomenda-se um atraso de 20 minutos.) O condicionamento ácido deve ser limitado a 15-20 segundos, o que removerá material de matriz suficiente para proporcionar uma superfície mecanicamente retentiva sem prejudicar a resistência do cimento subjacente. Acima de 30 segundos de condicionamento ácido, o cimento é excessivamente propenso à degradação pelo ácido. A moagem do cimento endurecido deve ser evitada, uma vez que pode diminuir os valores de resistência da ligação. O tipo de cimento de ionómero de vidro também influencia a ligação entre a superfície da dentina e a interface do compósito de ionómero de vidro. Quanto maior for a resistência do cimento, melhores serão os resultados clínicos. A velocidade de presa do cimento também afecta a resistência da ligação. Um cimento de presa lenta enfraquecerá consideravelmente, se for atacado prematuramente. Os cimentos de presa mais rápida podem ser condicionados após 2-5 minutos. Os cimentos de ionómero de vidro devem ser utilizados em quantidades adequadas sob a resina composta para evitar tensões provocadas pela contração do compósito. A utilização de materiais de revestimento de ionómero de vidro fotopolimerizáveis reduziu significativamente as hipóteses de descolagem. Estes materiais atingem uma resistência inicial elevada aquando da fotopolimerização e também se ligam quimicamente ao compósito de resina sem necessidade de condicionamento. A aplicação de uma camada de meio separador na interface do compósito de ionómero de vidro continua a ser controversa. Alguns autores defendem a utilização de verniz sobre o cimento de ionómero de vidro, com a justificação de que a retração da polimerização do compósito não irá perturbar o cimento subjacente; no entanto, pode afetar a ligação na interfase.[29]

Colagem de compósito à porcelana: A ligação da porcelana ao compósito deve-se, em parte, ao bloqueio mecânico e, em parte, à união química (inlays e onlays de porcelana quando cimentados ao dente com um cimento à base de resina). A retenção mecânica é conseguida através do condicionamento da superfície de encaixe da porcelana com ácido fluorídrico diluído/ jato de areia com alumina para aumentar a rugosidade da superfície. O tempo ótimo para o condicionamento depende da concentração do condicionador, bem como do tipo de porcelana utilizada. Para melhorar a ligação mecânica, o espaço entre o meio de ligação e a porcelana deve ser minimizado através da utilização de uma resina intermédia de baixa viscosidade, que penetra nos poros por ação capilar. A resistência de união ao cisalhamento aumenta várias vezes quando a porcelana é condicionada em comparação com a que não é condicionada. A união química entre a porcelana e o compósito é melhorada através do tratamento da superfície condicionada com um agente de acoplamento de silano. No entanto, foi observado um aumento relativamente baixo na resistência de união com este tratamento adicional, sugerindo que o bloqueio mecânico é provavelmente mais importante do que a adesão química. Os agentes de acoplamento de silano também demonstraram reduzir o espaço entre a porcelana e o compósito, presumivelmente através da melhoria da capacidade de humidificação, promovendo assim o encaixe mecânico. Uma vez que o prazo de validade e a durabilidade do silano em condições de humidade são questionáveis, este é preferencialmente utilizado como um auxiliar de retenção mecânica.[30]

Colagem de amálgama a resina: A colagem de amálgama a resina, amálgama a estrutura dentária e amálgama a metal foi experimentada com sucesso.

As restaurações de prata coladas oferecem as seguintes vantagens:

- Aumenta a retenção sem a utilização de elementos de retenção adicionais, como pinos, ranhuras, caudas de andorinha, etc.

- Aumenta a resistência à fratura, conservando a estrutura dentária

- Reduz as microfugas

- Diminui as hipóteses de cáries recorrentes

Os agentes que podem ser utilizados para a colagem da amálgama ao substrato são o All Bond, o Liner Bond-2, o Amalgam Bond e o Panavia. Uma caraterística específica desejada nestes materiais é que devem ter características duplas para conseguir uma humidificação óptima.[31] A amálgama dentária é fortemente hidrofóbica, ao passo que o esmalte é hidrofílico, pelo que é necessário incorporar um agente molhante na resina de ligação que possa molhar as superfícies hidrofóbicas e hidrofílicas. O 4-META e o MDP são normalmente utilizados para este fim. A natureza da ligação entre a resina e a amálgama é principalmente micromecânica, uma vez que a amálgama se liga à resina fluida durante a condensação. A força de ligação da amálgama à dentina é relativamente baixa (2-6 MPa). A falha ocorre geralmente na interface entre o agente de ligação e a amálgama, enquanto a ligação do outro lado, ou seja, entre a resina e o dente, é suficientemente forte. A durabilidade e a superioridade da amálgama ligada em relação às restaurações de amálgama convencionais não foram estabelecidas.[32]

LIGAÇÃO RESINA-DENTINA: DEGRADAÇÃO E GESTÃO

Os adesivos dentinários são geralmente vulneráveis à degradação. O fenómeno de degradação é diferente para o "adesivo etch-and-rinse" e para o "adesivo self-etch". Os investigadores têm tentado conceber técnicas/materiais para estabilizar as ligações dentina-resina, desde há muito tempo. Vamos perceber porque é que a ligação se degrada com o tempo.

i) **Adesivos de gravura e enxaguamento**: Após o enxaguamento da solução de condicionamento ácido, os espaços entre as fibrilas de colagénio ficam cheios de água. O monómero penetra facilmente nesta superfície de dentina hidratada, formando uma camada híbrida recetiva. (A secagem da dentina impede a infiltração do monómero nos nano-canais das fibrilas de colagénio). A técnica de ligação húmida com adesivo etch-and-rinse tem mostrado resultados promissores. (A água preserva a porosidade da rede de colagénio para a difusão do monómero).

Os espaços interfibrilares da matriz de colagénio podem utilizar a maior parte da água para a atividade das enzimas colagenolíticas. A água residual no colagénio pode resultar na separação da interface resina-adesivo-dentina, enfraquecendo o polímero dentro da camada híbrida; subsequentemente, tornando-o suscetível à degradação por enzimas. Juntamente com a degradação hidrolítica das resinas adesivas, a degradação proteolítica das fibrilas de colagénio também é responsável pelo declínio da resistência de união à dentina.[33]

ii) **Adesivo auto-condicionante:** Os adesivos self-etch são hidrofílicos (atraem água), o que aumenta o potencial de degradação. A água é um ingrediente importante dos primários auto-condicionantes; a água ioniza os grupos ácidos e condiciona a hidroxiapatite. A água também facilita a solubilização dos subprodutos resultantes do processo de condicionamento ácido. Embora a água seja essencial para a ionização dos monómeros ácidos da resina, pode impedir a formação de um polímero forte na camada híbrida. (O adesivo autocondicionante de um passo absorve maior quantidade de água do que o adesivo autocondicionante de dois passos). A camada hidrofóbica de resina pode tornar os adesivos autocondicionantes de dois passos mais impermeáveis à absorção de água, melhorando a longevidade da força de ligação clínica. No fenómeno da árvore de água, a água que migra para a interface do compósito adesivo será retida pelos compósitos hidrofóbicos de secagem excessiva, formando bolhas de água.

Estas bolhas de água resultam na rutura mecânica da ligação entre o adesivo e a resina composta. A maior hidrofilicidade dos adesivos auto-condicionantes, especialmente as soluções auto-condicionantes de um passo, torna a ligação vulnerável à sorção de água. A camada híbrida pode também ser exposta por proteases endógenas. (Os inibidores de MMP nos primários autocondicionantes evitam a degradação da ligação resina-dentina).

Ligação resina-dentina estabilizadora

Os monómeros à base de metacrilato (principal constituinte dos adesivos dentários) e os seus grupos hidroliticamente susceptíveis, nomeadamente ésteres, hidroxilo, uretano, etc., comprometem normalmente a integridade da camada adesiva. O mecanismo de degradação da ligação (colagénio e monómero de resina) e a prevenção estão resumidos na Tabela 5. A investigação contínua para aumentar e estabilizar a ligação entre os materiais à base de resina e os substratos dentários levou ao desenvolvimento de novos agentes; foram também sugeridos alguns protocolos de ligação.

Collagen	
Degradation mechanism	*Prevention*
• Hydrolysis by residual water in the adhesive and also the water not removed after rinsing the etchant • Exposed collagen from the unstable polymers in the hybrid layer (exposed collagen fibers show increased susceptibility to mechanical fatigue) • Collagenolytic enzymes digest unprotected collagen fibers	• Inhibitors of collagenolytic enzymes (epigallocatechin gallate) • Inhibitors of metalloproteins matrix • Use of hydrophobic bonding resins • Cross-linking agents (glutaraldehyde, carbodiimides, etc.) • Remineralization (biomimetic) • Quaternary ammonium inhibit metalloproteins
Resin monomer	
Degradation mechanism	*Prevention*
• Hydrolysis by residual water in the adhesive and also by dentin humidity • Impregnation of monomer into exposed collagen fibers • Self-etching primers are semipermeable membranes (water blisters may result in disruption of the bond) • Continuing etching of dentin as in self-etch adhesives	• Use of hydrophobic bonding resins and monomer with increased conversion rate • Initiators that facilitate polymerization of monomer, even in the presence of water • Use of resin monomer incorporated with antibacterial agents • Adhesive materials capable of setting incorporated water

Quadro 5: Mecanismo de degradação da ligação (colagénio e monómero de resina) e prevenção

1. Agentes de reticulação do colagénio: Alguns agentes de reticulação externa podem reforçar eficazmente as fibrilas de colagénio através de reticulação intermolecular; estabilizam a ligação reduzindo a mobilidade molecular. Certos agentes oxidantes (hipoclorito de sódio, peróxido de hidrogénio, etc., utilizados em várias situações clínicas) podem dificultar a polimerização de materiais à base de resina. Está a ser tentada a utilização de antioxidantes para eliminar qualquer espécie oxidante da estrutura dentária (os antioxidantes melhoram a resistência de união entre os materiais resinosos e os substratos que sofreram um processo oxidante). A utilização de inibidores de protease [metaloproteinase da matriz (MMP) e reticuladores de colagénio (CC)] tem sido recomendada para prolongar a durabilidade da ligação à dentina.

2. **Reforço da matriz de resina:** Está estabelecido que a camada híbrida é degradada pela atividade enzimática e pela atividade química. Certos componentes, que são utilizados para reforçar os adesivos dentários, mostraram efeitos vantajosos. Foram experimentadas várias cargas e nanopartículas adicionadas aos adesivos para obter resistência à degradação. As partículas de zircónio, quando adicionadas ao adesivo (Scotch bond multipurpose, etc.), demonstraram uma melhor resistência de ligação. À medida que a camada híbrida se torna mais forte, a absorção de água é reduzida, o que diminui o processo de hidrólise e a atividade da protease; subsequentemente, reduzindo as hipóteses de degradação da ligação. As nanopartículas de prata e cobre, juntamente com as partículas de óxido de zinco, foram incorporadas em componentes adesivos. O reforço dos adesivos dentários com cargas/nano partículas reforçou a camada híbrida e melhorou substancialmente as características de ligação (Quadro 6).

Agents added to adhesive resin	Findings
• Copper nanoparticles	• Provide antimicrobial activity
• Silver nanoparticles	• Improve wettability
• Titanium dioxide nanoparticles	• Improve hybrid layer
• Zinc oxide nano-particles	• Preserve integrity of the hybrid layer
• Aluminosilicate	• Infiltrate into the resin tags, and reinforce the hybrid layer

Tabela 6: Melhoria das ligações resina-dentina: Reforço da matriz de resina

3. **Condicionamento do substrato com laser antes da colagem:** Está estabelecido que a irradiação com laser do substrato (esmalte ou dentina) antes da colagem resulta numa ligação estável e com maior resistência. O laser de granada de ítrio e alumínio dopado com érbio (Er:YAG) tem sido utilizado habitualmente para condicionar substratos dentários. O laser cria grupos activos, tais como grupos carboxilo/carbonilo na superfície da dentina, melhorando a humidificação e a

interação química dos monómeros adesivos. Os lasers também mostraram resultados promissores quando aplicados à dentina submetida a agentes oxidantes (Tabela 7).

Substrate	Findings
• Enamel etched with laser	• Facilitates changes in the substrates (removal of the smear layer and evaporation of water); increases surface area required for effective bonding.
• Dentin conditioned with laser	• Improves wetting and chemical interaction of the monomers.
• Bleached dentin conditioned with laser	• Accelerates release of free radicals originated during bleaching, effectively enhance bonding.
• Dentin exposed to sodium hypochlorite and conditioned with laser	• Increases interactions of the collagen fibrils with hybrid layer, improving bonding.

Tabela 7: Melhorar a ligação resina-dentina: condicionamento do substrato com laser antes da colagem

4. **Modificação do protocolo de ligação:** Autores anteriores sugeriram a utilização de uma camada dupla de resina adesiva com o objetivo de produzir tags de resina mais longos e menos hipóteses de hidrólise, resultando assim em melhores ligações resina-dentina. Também foi aplicada uma resina hidrofóbica após o passo de colagem; a adição adicional de resina hidrofóbica leva a uma camada híbrida densamente compactada, que é menos propensa à degradação a longo prazo.[34] Noutra abordagem, a dentina é desidratada com etanol a 50-100% durante 10 segundos, seguido de secagem do excesso de etanol. A quantidade de água residual é reduzida na camada híbrida, melhorando a ligação resina-dentina. A dentina também foi enxaguada com água morna destilada, seguida de secagem com papel absorvente antes da colagem. O processo aumenta a energia livre da superfície; subsequentemente, aumenta a capacidade de humidade dos adesivos de resina. A água residual é eliminada da camada híbrida, melhorando a ligação da resina à dentina (Tabela 8).

Modification in bonding steps	Findings
• Dentin rinsed with distilled water prior to bonding	• Increase free energy of the surface, and wettability of the adhesive.
• Dentin dehydrated by sequential use of 50% and 100% ethanol	• Facilitate evaporation of water from the interfibrillar spaces of collagen fibrils.
• Hydrophobic resin applied after bonding	• Hydrophobic resin decreases the relative concentration of unreacted monomer in the adhesive layer.
• Applying two layers of adhesive (double coating)	• Produce longer resin tags and also control hydrolysis.

Tabela 8: Melhoria das ligações resina-dentina: Modificação do procedimento de ligação

VANTAGENS E DESVANTAGENS NORMALMENTE UTILIZADAS NOS AGENTES DE LIGAÇÃO[6]

Bonding agents	Advantages	Disadvantages
i. Self-etching primer (Clearfil SE Bond) Ep + B	• No rinsing, quick application • Less post-operative sensitivity total-etch adhesives • Results of clinical studies support their use on dentin • Bond very well to dentin etched with phosphoric acid	• May result in enamel microleakage due to deficient enamel etching • Slight degradation of the hybrid layer
ii. Self-etching all-in-one adhesive (Prompt L-Pop) Ep + B	• No rinsing, very quick applications • Results in enamel etch pattern similar to that of phosphoric acid • No bottles, no cross-contamination	• Has resulted in a wide range of bond strength values • Bonds better with compomers than with composites • May need multiple coats to bond effectively to dentin • Does not bond well to unprepared enamel • Not indicated for indirect restorations
iii. Total etch multi-bottle adhesives (All-Bond 2, Scotchbond Multi-Purpose, OptiBond FL) E + p + B	• In vivo and in vitro research back up their use on different substrates • The highest dentin bond strengths among all the adhesives • Generally contain a dual-cure option for indirect restorations and bonded amalgams	• Multiple bottles make their utilization cumbersome • Some bottles in the kit may never be used • Possibility of running out of Primer A before Primer B (or vice-versa) • Because primer and adhesive resin air dispensed into the same plastic container, their sequential application may be inverted
iv. Total etch one-bottle adhesives (Excite, One Step, OptiBond SOLO Plus, PQI, Prime & Bond NT) E + pB	• Laboratory research back up their use on enamel and dentin • Clinical studies show very positive results • The one-bottle concept makes them extremely user-friendly	• Generally, lower bond strengths than multi-bottle adhesives, Acetone-based adhesives may lose their efficacy with constant utilization • Acetone-based adhesives may need more coats than those recommended by the manufacturer (rule of thumb: to prevent the occurrence of dry spots not covered with adhesive, always apply one extra coat when using acetone-based adhesives) • Ethanol-based adhesives may pool easily around the preparation margin • Most one-bottle adhesives cannot be used as dual-cure materials • Have potential for excessive dentin decalcification and their reliance on very careful moisture control to achieve good bonding [E - Etching, P - priming, B - bonding agent]

Quadro 9: Vantagens e desvantagens normalmente utilizadas nos agentes de ligação

CONCLUSÃO

A crescente procura de tratamentos restauradores estéticos levou a avanços recentes na medicina dentária, desenvolvendo materiais integrados adesivos (tais como sistemas adesivos e compósitos) e técnicas destinadas a restaurar a aparência natural do dente, especialmente no segmento anterior.[35] O principal requisito dos materiais estéticos adesivos é a capacidade de obter uma excelente correspondência de cor com os dentes naturais e a manutenção das propriedades ópticas ao longo do tempo. Os objectivos das restaurações dentárias estéticas são a obtenção de resultados morfológicos, ópticos e biológicos que imitem o esmalte e a dentina naturais. Esta correspondência de cor é realizada de forma a obter harmonia com as estruturas anatómicas circundantes.[36]

Além disso, a evolução destes materiais e técnicas deu recentemente passos em frente e conseguiu preservar os dentes em vez de os extrair. A maioria destas melhorias foram evidentes na medicina dentária conservadora e, em particular, na medicina dentária adesiva.[37] Este LD sobre a medicina dentária adesiva descreve todas as "gerações" e tipos de produtos adesivos que foram introduzidos durante os últimos 30 anos. Desde a introdução do condicionamento ácido na prática clínica, foram desenvolvidos vários agentes de ligação à dentina para melhorar a qualidade dos adesivos e das restaurações de compósitos.

Os fabricantes têm feito progressos contínuos no desenvolvimento de novos adesivos dentinários com o objetivo de simplificar o processo, tentando melhorar os resultados clínicos relacionados com a sua estabilidade ao longo do tempo e com o seu desempenho em termos de resistência de união, o que consequentemente leva a melhorar o seu efeito na durabilidade da união da resina.

Os novos sistemas adesivos também podem ser atribuídos à sua capacidade de diminuir ou eliminar a sensibilidade pós-operatória, melhorar o selamento marginal, reduzir a microinfiltração e melhorar o fluxo de resina para a fissura. O desenvolvimento de monómeros funcionais com uma afinidade química forte e estável com a hidroxiapatite é, sem dúvida, uma direção valiosa a seguir para melhorar a adesão dentária. Além disso, o envelhecimento a longo prazo também requer a avaliação do seu efeito no estabelecimento de um sucesso a longo prazo da restauração com compósito.

BIBLIOGRAFIA

1. Sturtevant's Art & Science of Operative Dentistry 4th Ed; p.237.

2. Ganesh R. "Agentes de ligação da dentina - uma revisão". *Ata Scientific Dental Sciences* 3.6 (2019): 108-111.

3. Navyasri K, Alla RK, Vineeth G, Suresh Sajjan MC. Uma visão geral dos agentes de ligação da dentina. Int J Dent Mater 2019;1(2): 60-67.

4. Sofan E, Sofan A, Palaia G, Ore GT, Romeo U, Migliau G, Revisão da classificação dos sistemas adesivos dentários: da IV geração ao tipo universal [2017] Annali di Stomatologia 2017;VIII (1):1-17

5. Kakar S, Goswami M, Kanase A Dentine bonding agents I: complete classification-a review, World Journal of Dentistry, October-December 2011; 2(4):367-370.

6. Livro de Texto de Dentisteria Conservadora e Restauradora Vimal K Sik. 4th Ed; p318

7. Fallahzadeh F, Safarzadeh-Khosroshahi S, Atai M. Dentin bonding agent with improved bond strength to dentin through incorporation of sepiolite nano particles. J Clin Exp Dent. 2017;9(6):e738-42.

8. Joseph P, Yadav C, Satheesh K, Rahna R. Avaliação comparativa da eficácia de ligação dos agentes de ligação da sexta, sétima e oitava gerações: Um estudo in vivo. Int Res J Pharm 2013;4:143-47.

9. Tay FR, Pashley DH: Adesivos dentários do futuro. J Adhes Dent 2002;4: 91-103.

10. Kamble SS, Kandasamy B, Thillaigovindan R3, et al. Avaliação comparativa in vitro da resistência de ligação à tração de 6th, 7th e 8th Generation Dentinbonding Agents, J Int Oral Health.,2015;7:41-3.

11. Waidyasekera K, Nikaido T, Weerasinghe DS, Ichinose S, Tagami J. Reforço da dentina na tecnologia adesiva autocondicionante: um novo conceito J Dent 2009;37:604-09.

12. Waldman GL, Vaidyanathan TK, Vaidyanathan J:Microinfiltração e morfologia da interface resina-dentina de sistemas adesivos pré-condicionantes versus autocondicionantes. Oper Dent J 2008;2:103-08.

13. Pashley DH, Tay FR, Brechi L, Tjaderhane L, Carvalho RM, Carrilho M, Mutluay AT. Adesivos etch-and rinse de última geração. Dent Materials 2011;27:1.

14. White GJ, Beech DR, Tyas MJ. Dentin smear layer: an assetor a liability for bonding? Dent Mater 1989;5:379-83.

15. Vaidyanathan TK, Vaidyanathan J. Recent advances in the theory and mechanism of adhesive resin bonding to dentin: a critical review. J. Biomedical Materials Research Appl Biomater2009;88:558-78.

16. Montagner AF, Sarkis-Onofre R, Percira-Cenci T, CenciMS. Inibidores de MMP na estabilidade da dentina: uma revisão sistemática e meta-análise. J Dent Res 2014; 93:733-43.

17. Sharrock P, Gregoire G. Reatividade do HEMA com dentina desmineralizada. J Dent 2010;38:31-36.

18. Tay FR, Pashley DH, Kapur RR, Carrilho MRO, Hur YB, Garrett LV, Tay KCY. Colagem de BisGMA à dentina - uma prova de conceito para a colagem de dentina hidrofóbica. J Dent Res 2007;86:1034-39.

19. Spencer P, Wang Y, Walker MP, Wielickza IM, Swafford JR. Química interfacial da ligação dentina/adesivo. JDent Res 2000;79:1456-63.

20. Papadogiannis D, Lakes RS, Papadogiannis Y, Tolidis K. Comportamento viscoelástico mecânico de adesivos dentários. Dent Mater 2013;29:6-10.

21. Moura SK, Pelizzaro A, Dal Bianco K, de Goes MF, Loguercio AD, Reis A, Grande RH. A acidez dos primers autocondicionantes afeta a resistência de união e a morfologia da superfície do esmalte? J Adhesive Dent 2006;8:75.

22. Tay FR, Pashley DH, Bi Suh, Hiraishi N, Yiu CKY. Water treeing em adesivos de dentina simplificados-Deja vu? Oper Dent2005;30:561-66.

23. Brajdic D, Krznaric OM, Azinovic Z, Macan D, Baranovic M. Biological bases of dentin hybridization. Coll Antropo2008;32:901-06.

24. Bedran-Russo A, Leme-Kraus AA, Vidal CMP, Teixeira EC. Uma visão geral dos sistemas adesivos dentários e da interface dinâmica dente-adesivo. Dent Clin N Am 2017;61:713-31.

25 Tay FR, Pashley DH. Water treeing - um potencial mecanismo de degradação de

adesivos dentários. Am JDent 2003;16:6-9.

26. Wattanawongpitak, N., Yoshikawa, T., Burrow, M.F. e Tagami, J.: O efeito do sistema de ligação e do tipo de compósito na adaptação de diferentes restaurações de fator c. Dent. Mater. J.: 25, 45, 2006.

27 Vaidyanathan, T.K. and Vaidyanathan, J.: Recent advances in the theory and mechanism of adhesive resin bonding to dentin: a critical review. J. Biomedical Materials Research B Applied Biomaterials: 88, 558, 2009

28. Spencer, P., Wang, Y., Walker, M.P., Wielickza, I.M. e Swafford, J.R.: Interfacial chemistry of the dentin/adhesive bond. J. Dent. Res.:79,1458, 2000.

29. Erickson, R.L. e Glasspoole, E.A.: Colagem à estrutura dentária: Uma comparação entre os sistemas de ionómero de vidro e de resina composta. J. Esthet. Dent: 6, 221, 1994.

30. Haag, P.: Colagem entre titânio e porcelana dentária: Uma revisão sistemática. Ata. Odont. Scand.: 68, 154, 2010.

3 1 Hanabusa M, Mine A, Kukobi T, Momoi Y, Ende AV, Meerbeek BV e Munck JD: Eficácia de colagem de um novo adesivo "multi-modo" ao esmalte e à dentina. J Dent:40, 475,2012

32. Janda, R., Roalet, J.F., Wulf, M. e Tiller, H.J.: Resin-Resin bonding: Uma nova tecnologia adesiva. J. AdhesiveDent: 4, 299, 2002.

33. Imazato S, Kinomoto Y, Tarumi H, Ebisu S, Tay FR. Atividade antibacteriana e características de adesão de uma resina adesiva contendo o monómero antibacteriano MDPB. Dent Mater 2003;19:313-19.

34. Epasinghe DJ, Yiu CK, Burrow MF. Efeito da incorporação de proantocianídeos em resina adesiva dentária na resistência da ligação resina-dentina. J Dent 2012;40: 173-80.

35. Migliau G, Besharat LK, Sofan AAA, Sofan EAA, Romeo U. Tratamento endorestético de um incisivo superior severamente descolorido: resolução do problema "estético" através do sistema de facetas Commoner. Annali di Stomatologia. 2015; VI(3-4):113-118.

36. Migliau G, Piccoli L, Besharat LK, Romeo U. Avaliação comparativa da correspondência de cores em restaurações de compósito Annali di Stomatologia.2016;VII(1-2):29-37.

37.   Migliau G, Piccoli L, Besharat LK, Di Carlo S, Pompa G. Avaliação da técnica de overetching na restauração de dentes tratados endodonticamente. Annalidi Stomatologia.2015;VI(1):10-14.

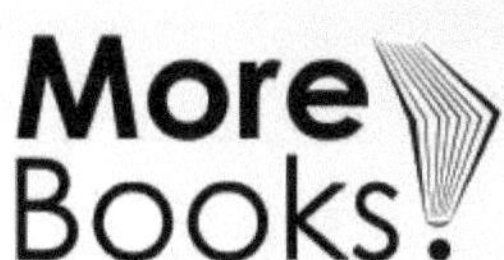

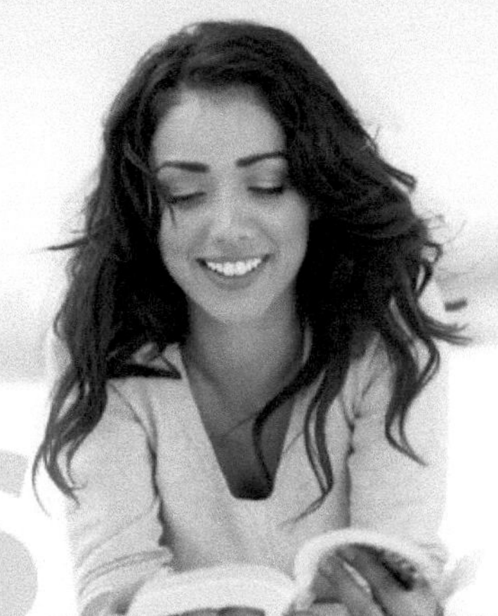

I want morebooks!

Buy your books fast and straightforward online - at one of world's fastest growing online book stores! Environmentally sound due to Print-on-Demand technologies.

Buy your books online at
www.morebooks.shop

Compre os seus livros mais rápido e diretamente na internet, em uma das livrarias on-line com o maior crescimento no mundo! Produção que protege o meio ambiente através das tecnologias de impressão sob demanda.

Compre os seus livros on-line em
www.morebooks.shop

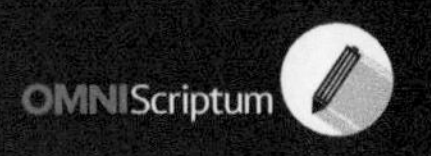

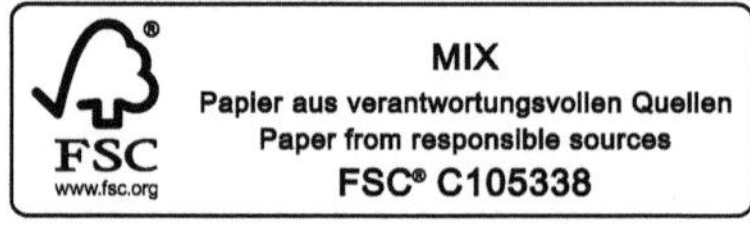

Printed by Books on Demand GmbH, Norderstedt / Germany